TAIJIQUAN
IN 88 FIGUREN

Von Victor Wu

D1668968

CBT

CBT China Book Trading GmbH

Taijiquan im 88 Figuren

ISBN 3-9807692-0-8

Herausgeber:
CBT China Book Trading GmbH
Max-Planck-Str. 6 A
63322 Rödermark
Tel: 06074-95564
Fax: 06074-95271
E-Mail: post@cbt-chinabook.de
www.cbt-chinabook.de

Inhaltsverzeichnis

Kapitel I
Einführung

I. Warum Taijiquan gut für die Gesundheit ist

Taijiquan ist eine traditionelle chinesische Kunst der Körperkultur und seit altersher sehr populär. Wie wertvoll Taijiquan für die Erhaltung der Gesundheit und für die Vorbeugung von Krankheiten ist, hat die jahrhundertelange Praxis gezeigt. Inzwischen ist es Teil der Körpertherapie in der klinischen Praxis und weithin dafür bekannt, daß es nicht nur gesundheitserhaltend, sondern gerade für Patienten mit hohem Blutdruck, Magen- oder Darmkrebs, Herzbeschwerden, Tuberkulose und anderen Leiden tatsächlich heilsam ist. China war eines der ersten Länder, in denen Körperübungen in Therapie und Gesundheitsvorsorge eingesetzt wurden. In unserem ältesten medizinischen Klassiker, *Huang Dis medizinisches Lehrbuch: Ein Dialog*, heißt es: „Diejenigen, die ständig krank, müde oder von Fieber geplagt sind, sollten mit förderlichen Methoden behandelt werden." (Hier bedeutet „förderliche Methoden" leichte körperliche Übungen.) Später begannen unsere alten medizinischen Gelehrten zu erläutern, wie diese Methoden funktionieren. Vor über 1800 Jahren erfand der hervorragende Arzt Hua Tuo ein „Fünf-Tiere-Spiel", ein System von Körperübungen, dem die Vorstellung zugrunde lag, daß „ein stets tätiger Körper frei ist von Verdauungsstörungen, Zirkulations- und anderen physischen Problemen". Darin liegt die Wichtigkeit der Körperkultur in Therapie und Krankheitsvorbeugung.

Durch die Taijiquan-Übungen werden nicht nur alle Muskeln und Gelenke bewegt, es müssen auch die Atmung und die Bewegungen des Zwerchfells dem jeweiligen Tempo angepaßt werden, und der Übende ist angehalten, bei voller Konzentration „Gelas-

2

senheit" zu bewahren. Das wirkt sich einzigartig beruhigend auf das zentrale Nervensystem aus, das der Reihe nach die Funktionen anderer Körpersysteme zu aktivieren oder zu unterstützen hilft.

Das Beijinger Forschungszentrum für Sportmedizin fand in einer Untersuchung an älteren Menschen zwischen 50 und 89 Jahren heraus, daß jene 32, die regelmäßig Taijiquan praktizierten (im folgenden Gruppe A), gegenüber den 56 nicht Taijiquan-Treibenden (Gruppe B) in eindeutig besserer Verfassung waren. Das betraf die allgemein physische Verfassung, die Stoffwechselfunktion, die Herzgefäße, die Atmung und den Körperbau.

Im folgenden geben wir eine Analyse der physiologischen Wirkung von Taijiquan auf die Hauptsysteme des menschlichen Körpers.

A. Die Wirkung auf das Nervensystem

Aus jüngsten Entwicklungen im Bereich der Physiologie, besonders durch Untersuchungen über das zentrale Nervensystem, wissen wir von der bedeutsamen Rolle, die das Nervensystem für den menschlichen Körper spielt. Das Nervensystem, besonders das Gehirn, ist das Zentrum, das alle anderen Systeme und Organe steuert und reguliert. Das Nervensystem bewirkt durch konditionierte und nicht-konditionierte Reflexe, daß der Mensch sich seiner Umgebung anpaßt und sie umgestaltet. Gleichzeitig koordiniert es alle Aktivitäten der Körpersysteme und -organe. Deshalb ist jede körperliche Übung, die die Funktion des zentralen Nervensystems stärkt, heilsam für den ganzen Körper. Das ist das Geheimnis des Taijiquan.

Beim Taijiquan ist man angehalten, „Ruhe" zu finden, voll konzentriert zu sein und in der Lage, jedem Teil seines Körpers volle Aufmerksamkeit zu widmen. Dies ist gleichzeitig eine sehr gute Schulung für den Geist. Überdies müssen bei den Übungen Augen, obere Gliedmaßen, Rumpf und untere Gliedmaßen ruhig und harmonisch, ohne abrupte Unterbrechungen, bewegt werden.

3

Einige Bewegungsabläufe sind sehr komplex und erfordern eine gute Kontrolle über den Körper und einen ausgeprägten Sinn für das Gleichgewicht. Dies ist nur durch intensive Gehirntätigkeit zu erreichen. Dadurch wird das zentrale Nervensystem wie alle anderen Organe und Systeme mobilisiert. Taijiquan ist eine Sportart, die einen voll in Anspruch nimmt, und alle, die Taijiquan treiben, teilen eine einzigartige Erfahrung: die völlige Entspannung und ein strahlendes Gefühl der Wärme bei jedem einzelnen; unerwartete Beweglichkeit und schnelle Reaktion im Umgang miteinander. Das sind untrügliche Zeichen einer lebensbejahenden Stimmung und hoher Motivation, die den physiologischen Mechanismus des ganzen Körpers beleben. Experimente belegen, daß man, schon vor Ausführung der Übungen, allein durch seine Stimmung die chemische Zusammensetzung des Blutes, den dynamischen Zirkulationsprozeß, den gasförmigen Stoffwechselprozeß usw. beeinflussen kann. Für chronisch Kranke ist eine lebensbejahende Gemütsverfassung umso wichtiger, da sie nicht nur den physiologischen Mechanismus aktiviert, sondern auch die Gedanken des Patienten an den Tod vertreiben hilft und der Gesundung förderlich ist.

So wirkt Taijiquan positiv auf das zentrale Nervensystem.

B. Die Wirkung auf die Herzgefäße und die Atmung

Wie die Übungen die Herzgefäße beeinflussen, hängt ab vom Nervensystem des Übenden. Die Bewegungen beim Taijiquan aktivieren die Muskeln und Gelenke und bewirken eine rhythmische Atmung, insbesondere im Bereich des Zwerchfells. Dadurch wird die Blut- und Lymphzirkulation verbessert, werden Ekchymosen, Blutergüsse, verhindert — eine in der Tat gute Hilfe bei derartigen Leiden.

Das normale Zusammenziehen und Ausdehnen aller Skelettmuskeln unterstützt bekanntlich die Blutzirkulation in den Venen und gewährleistet den Rücktransport des Venenblutes und den nötigen Gefäßdruck im rechten Herzvorhof. Normale Atmung ist ebenfalls eine Hilfe für die Zirkulation, da mit zunehmendem Brustvolumen beim Einatmen der Unterdruck steigt, was umgekehrt den Druck in der oberen und unteren Hohlvene, den zwei großen Venen, die das Blut zum Herzen transportieren, senkt und so den Rückfluß des Venenblutes beschleunigt. Bei entspannter Brust sind die Taijiquan-Bewegungen gleichmäßig ruhig und dem Tempo der Atmung gut angepaßt. So erreicht man einen natürlichen Ablauf, der die Gesamtwirkung unterstützt und darüber hinaus die Blut- und Lymphzirkulation verbessert. Sind Brust-, Schulter- und Ellbogenmuskulatur eines Athleten stark angespannt, so ist seine Atmung sehr oft durch einen verkrampften Brustkorb erschwert. Dies läßt auf eine Behinderung der Blutzirkulation schließen und wird an einem geröteten Gesicht und hervortretenden Venen im Nackenbereich deutlich. Taijiquan-Treibende zeigen derartige Symptome niemals.

Viele Bewegungen des Übungsprogramms erfordern eine Art „Einziehen des Bauches", eine spezielle Form der Zwerchfellatmung, die sehr gut für die Gesundheit ist. Die Zwerchfell- und Bauchmuskulatur hält den Bauchdruck veränderlich. Erreicht der steigende Druck die Venen, wird das Blut in den rechten Vorhof gepumpt; mit fallendem Druck kehrt das Blut zurück in den Bauch. So verbessert die rhythmische Atmung bei den Übungen die Versorgung der Herzmuskeln mit Blut und Nährstoffen. Darüber hinaus bewirken die Zwerchfellbewegungen eine gleichmäßige Massage der Leber, was natürlich ein gutes Mittel ist, eine Leber-Ekchymose zu beheben und die Funktionen der Leber zu verbessern. Deshalb ist regelmäßiges Üben ein gutes Gegenmittel gegen viele Arten von Herzbeschwerden und Arteriosklerose.

Bei der oben erwähnten Untersuchung im Beijinger Forschungszentrum für Sportmedizin mußten die Testpersonen eine 40 cm hohe Bank fünfzehnmal hinauf- und hinunterhüpfen. Die Gruppe A war hinsichtlich der Herzgefäßfunktion deutlich überlegen. Alle bis auf einen der 32 Personen dieser Gruppe hatten normalen Blutdruck und Pulsschlag. In der Gruppe B hingegen ließ mit zunehmendem Alter die Leistung und die Reaktionsfähigkeit nach, Übergewichtige dieser Gruppe versagten beispielsweise völlig. Kardiographische Aufzeichnungen bestätigten dieses Testergebnis. In der Gruppe A wichen 28,2% vom Normalbereich ab, während es in Gruppe B 41,3% waren. Bei regelmäßigem Üben, das belegen Statistiken, ist die Blutzufuhr zu den Herzkranzgefäßen ausreichend, sind die Herzkontraktionen kräftig, zirkuliert das Blut gleichmäßig und dynamisch.

Da regelmäßige Taijiquan-Übungen die leitende Kraft des zentralen Nervensystems und die Koordination der Organe steigern und die Intensität des Vagusnervs erhöhen, sind die Versorgung mit Blut und Sauerstoff und der Stoffwechselprozeß verbessert. So wurden in Gruppe A weniger Fälle von Bluthochdruck und Arteriosklerose festgestellt. Der durchschnittliche Blutdruck lag bei 134,1 zu 80,8 mm Hg im Vergleich zu 154,5 zu 82,7 mm Hg in Gruppe B. Die Arteriosklerose-Rate betrug in Gruppe A 39,5%. Sie liegt bei Leuten dieser Altersgruppe im allgemeinen bei 46,4%.

Physikalische Untersuchungen belegen, daß Taijiquan-Übungen sich günstig auswirken auf die Erhaltung der Lungenelastizität, der Beweglichkeit des Brustkorbs (Verhärtungen der Rippenknorpel werden verhindert), der Lungen-Kapazität und auf den Austausch von Sauerstoff und Kohlenwasserstoff. Die Atmungskapazität in der Gruppe A lag weit über der der Gruppe B, was eindeutig auf größere Kraft der Atmungs- und Zwerchfellmuskulatur, auf höhere Lungenelastizität und geringere Verhärtung der Rippenknorpel verweist. Für die, deren Rippenknorpel schon verhärtet sind, deren Brustkorb an Beweglichkeit verloren hat, verbessern das tiefe und langsame Atmen und die Bewegungen der Bauchmuskulatur während der Übungen die Luftzufuhr. Zudem werden durch die rhythmische Veränderung des Bauchdrucks auch der Fluß des Blutes und der Gasaustausch in den Lungenzellen beschleunigt, was wiederum die Vitalität des Patienten bewahren hilft. Deshalb waren die Personen der Gruppe A in der Lage, eine gleichmäßige Atmung beizubehalten und sich nach dem Test schnell zu erholen.

C. Die Wirkung auf den Knochenbau, die Muskeln und Gelenke

Taijiquan bringt viele Vorteile für den Knochenbau, die Muskeln und Gelenke des Körpers. Die Wirbelsäule beispielsweise wird im mittleren Bereich „die Primärachse der Bewegung", da der Übende seinen „Brustkorb nicht ausdehnen darf und Körpermitte und Rückgrat entspannt lassen muß". Alle Bewegungen sind deutlich um die Körpermitte herum zentriert. Regelmäßige Übungen werden ohne Zweifel dazu führen, daß die Wirbelsäule ihre natürliche Haltung und innere Struktur beibehält. In Gruppe A war bei 25,8% nur die Wirbelsäule verkrümmt — der allgemeine Durchschnitt dieser Altersgruppe liegt bei 47,2%. Der gekrümmte Rücken, eine typische Alterserscheinung, ist bei Taijiquan-Treibenden erheblich seltener, auffallend größer aber die Beweglichkeit der Wirbelsäule. 77,4% aus Gruppe A konnten beim Vorbeugen den Boden mit den Händen berühren. Das vermochten nur 16,6% der anderen Gruppe. Röntgenaufnahmen enthüllten, daß die Rate der altersbedingten Osteomalazie (Knochenerweichung) in der Gruppe A ebenfalls erheblich niedriger lag (36,6% zu 63,8%). Untätigkeit der Knochenzellen und Mangel an Knochenleim, das ist bekannt, führen zu Deformierung und Unbeweglichkeit. Die Bewegungen bei Taijiquan sind alle sanft miteinander verbunden. Jedes Gelenk wird bewegt. Das mindert den Alterungsprozeß.

D. Die Wirkung auf den Stoffwechsel

Zu diesem Bereich gibt es nicht viele Informationen. Doch die Unterschiede in beiden Gruppen im Knochenbau und in der Arteriosklerose-Rate zeigen, daß das Übungsprogramm offensichtlich eine große Hilfe für den Stoffwechsel der Lipoide, des Proteins und der anorganischen Salze wie Kalzium und Phosphor ist. In Studien über den Verjüngungseffekt des Sports unter dem Gesichtspunkt des substantiellen Stoffwechsels, die in den letzten Jahren weltweit vorgenommen wurden, wird berichtet, daß der

7

Cholesterinspiegel im Blut eines älteren Patienten 5 bis 30 Minuten nach dem Übungsprogramm absinkt, speziell bei solchen mit hohem Cholesterinspiegel. Bei älteren Patienten mit Arteriosklerose zeigte sich, daß vor und nach dem Übungsprogramm ihr Albumin-(Eiweiß-)Spiegel im Blut anstieg, während der Globulin- und Cholesterinspiegel augenfällig sank, was die Symptome der Arteriosklerose deutlich minderte. Dies ist ein eindeutig positiver Effekt des Taijiquan auf den Stoffwechsel der Körpersubstanzen.

E. Die Wirkung auf das Verdauungssystem

Die Übungen können, da die Verbesserung des Nervensystems allen anderen Systemen zugute kommt, Krankheiten des Verdauungssystems, die von nervösen Funktionsstörungen herrühren, vorbeugen oder sie sogar heilen. Das gilt für Stuhlgang, Harnausscheidungen, die Umwandlung der Nährstoffe. Außerdem können die Atmungsbewegungen ein mechanisches Stimmulans für den Magen-Darm-Trakt sein, die Blutzirkulation beschleunigen und dadurch die Verdauung verbessern und Verstopfungen vorbeugen — was alles für betagtere Leute sehr wichtig ist. Taijiquan, das läßt sich zusammenfassend sagen, ist ein sanfter Sport, der den Gesetzen der Physiologie bestens entspricht.

II. Hauptmerkmale, Grundregeln und Körperpositionen

A. Die Hauptmerkmale

1. *Sanft und freundlich* Die Grundstellung ist fest und nicht angespannt, und die Bewegungen sollten fließend und ruhig und leicht sein — ohne heftige Stöße und lebhafte Sprünge. Der Übende wird, hat er das Programm ein- oder zweimal gemacht, kaum ins Keuchen gekommen sein. Er wird am ganzen Körper leicht schwitzen und ein Gefühl der Zufriedenheit verspüren. Schon aus diesem Grund ist Taijiquan für beinahe jeden geeignet, unabhängig von Alter, Geschlecht und körperlicher Verfassung. Besonders für die körperlich Schwachen und chronisch Kranken ist es eine hervorragende therapeutische Übung.

2. *Stetig und gleichmäßig* Alle Bewegungen, einschließlich der Gewichtsverlagerungen und des Wechsels von einer Position zur anderen, sind vom Anfang bis zum Ende eng miteinander verbunden in einer endlosen Kette. Sie folgen einander gleichmäßig und gemächlich wie dahinziehende Wolken oder ein ruhig dahinfließender Strom.

3. *Natürliche und kreisende Bewegung* Taijiquan unterscheidet sich von anderen Stilen durch seine einzigartigen Kreisbewegungen der oberen Gliedmaßen, bei denen direkte und heftige Stöße vermieden werden und die in Übereinstimmung mit der natürlichen Krümmung der Körpergelenke stehen. Die Übungen helfen dabei, den Bewegungsabläufen die Form sanfter Kurven von natürlicher Anmut zu geben.

4. *Harmonie und Beständigkeit* Durch die ganzen Übungen

hindurch, in jeder einzelnen Bewegung oder Position, müssen die obere und die untere Hälfte des Teilnehmers, das „innere Selbst" (Aufmerksamkeit und Atmung) und das „äußere Selbst" (der Rumpf und die Gliedmaßen), eins sein. Der ganze Körper, mit der Taille als Achse, muß vollendet gleichgeschaltet sein. Selbst Hände und Füße haben dem Körper widerspruchslos zu folgen. Das sind die kunstvollen Merkmale des Taijiquan.

B. Grundlegende Regeln

1. *Der Geist bestimmt alle Bewegungen* Abgesehen von den Reflexen werden alle Bewegungen, einschließlich jener beim Sporttraining, vom Geist regiert. So ist auch in den Taijiquan-Übungen der Geist, hauptsächlich seine Vorstellungskraft, vorherrschend. Er richtet alle Aufmerksamkeit des Übenden während des ganzen Ablaufs einzig auf die Bewegungen. Bei der „Eröffnungs-Figur" zum Beispiel, bei der die Arme sich sanft erheben wie beim Kommando „Vorderarme anheben" in der Gymnastik, muß der Übende sich den Ablauf bildlich vorstellen, bevor er ihn tatsächlich ausführt. Oder beim Vorstoßen der Hände; er muß zunächst das Bild davon in seinem Geist haben. Will er sein „qi" (Atem oder Zentrum der Aufmerksamkeit) in seinem Innern halten, muß er die Vorstellung haben von etwas, das hinabgeht in die Tiefen seines Bauches. Mit dem Strom seines Bewußtseins laufen auch seine Bewegungen wie an einem Faden aufgereiht. Alle Bewegungen der Übung, von der „Eröffnungs-Figur" bis zur „Schluß-Figur", werden vom Geist regiert, oder besser von geistigen Bildern. „Der Geist", so heißt es im Sprichwort, „ist der Herr, der Körper ist der Diener" oder „Der Körper folgt dem Geist". Deshalb muß Folgendes beachtet werden:

   a) *Ruhe* Der Übende muß von Anfang an völlig gelassen sein, er darf an nichts denken, nur sicher sein, daß sein Kopf erhoben ist, sein Körper und seine Arme entspannt sind, sein Atem gleichmäßig geht. Bevor er sich dessen nicht versichert hat, darf er nicht beginnen. Das ist das wichtigste, bevor die Übung beginnt. Die heitere Ruhe des Geistes muß während der ganzen Übung, sei diese nun einfach oder schwierig, die Stellung aufrecht oder gebeugt, anhalten. Nur so kann der Geist des Übenden voll konzentriert sein und jederzeit alle Einzelheiten der Bewegungen lenken. Anderenfalls kommt es notwendigerweise zur Disharmonie. Taijiquan erfordert „Gemütsruhe durch Bewegung" und „Bewegung durch Gemütsruhe". Auf diese Weise wird sich keine übermäßig geistige Anpassung oder Müdigkeit in der Praxis ergeben.

b) *Volle Konzentration* Der Übende muß gelassen, ruhig sein, aber auch den Ablauf seiner Bewegungen aufmerksam verfolgen und darauf achten, daß jede Bewegung mit den grundlegenden Regeln übereinstimmt. Weder seinen Augen noch seinem Geist darf erlaubt sein, während der Übung abzuschweifen. Vor allem Anfänger vernachlässigen oft diese Regel der „Konzentration". Das kann durch stete Praxis überwunden werden, die dazu führt, daß bald ganz natürlich die Bewegungen dem Geist folgen, und sind beide in völliger Harmonie, wächst die Kraft.

2. *Entspannen; nicht hart kämpfen* „Entspannen" bedeutet beim Taijiquan nicht völliges Erschlaffen, sondern es sollen bestimmte Muskeln und Gelenke gelockert werden, und die Bewegung soll leicht und mühelos vonstatten gehen. Korrekt ist die Stellung, wenn das Rückgrat natürlich aufgerichtet ist, so daß Kopf, Körper und obere Gliedmaßen leicht bewegt werden können. Man soll sich nicht vor-, zurück- oder zur Seite lehnen; vielmehr soll man eine korrekte und feste Position, die mit „wohlregulierter Kraft" oder „innerer Stärke" umschrieben ist, beibehalten. Wenn die Arme kreisen sollen, müssen sie den Kreis vollständig bilden; wenn das Bein gebeugt werden soll, muß man es wie vorgeschrieben beugen, und zwar mit der richtigen Intensität, während alle anderen Muskeln entspannt bleiben. Anfänger finden es natürlich erst

einmal schwierig, sich an die Vorschriften zu halten. Sie sollten daher zuerst lernen, sich zu entspannen, alle Gelenke frei zu halten von Beanspruchung, so daß die Muskeln geschmeidig sind. Von diesem Zustand der „Entspannung" aus werden sie nach und nach lernen, die Kraft aufzubringen und stets sich geschmeidig und in perfekter Harmonie zu bewegen.

3. *Die obere und die untere Hälfte koordinieren, um Harmonie zu erreichen* Taijiquan ist, alles in allem, Leibeserziehung, die oft so beschrieben wird: „Eine einfache Bewegung setzt den ganzen Körper in Bewegung" und „Die Bewegung geht von den Füßen durch die Beine und den ganzen Körper hindurch in vollständiger Harmonie". Das illustriert die Bedeutung des Wortes ‚Koordination'.

Theoretisch mag der Anfänger durchaus wissen, daß die Wirbelsäule in der Lendengegend die Achse der meisten Bewegungen ist, und daß sich die Glieder nach der Bewegung des Körpers richten sollen, und doch ist es, wegen fehlender Übereinstimmung zwischen Körper und Geist, oft schwierig für ihn, ein harmonisches Zusammenspiel in der Bewegung zu erreichen. Deshalb ist es besser, mit dem Üben einzelner „Figuren" zu beginnen, wie der „Eröffnungs-Figur" oder der Figur „Die Hände bewegen wie ziehende Wolken" beispielsweise, um so Körper und Gliedmaßen zu koordinieren. Auch sollten bestimmte Schritte wie der „hohle Schritt" oder der „Bogen-Schritt" geübt werden, und das Verlagern des Körpergewichts und der Schritte, um die unteren Gliedmaßen zu kräftigen und die Grundlagen der Beinarbeit zu meistern. Danach kann der Anfänger das Übungsprogramm hindurch die beiden Bewegungen kombinieren. So lernt er nach und nach die Kunst der Koordination und verschafft seinem Körper ein gründliches Training und eine ausgewogene Entwicklung.

4. *Die „Hohl-Massiv"-Transformation beherrschen, um das Gleichgewicht zu halten* Beim Lernen der Grundbewegungen und deren Zusammenspiel sollte der Übende seine Aufmerksamkeit richten auf die Umwandlung von „hohl" zu „massiv",

die „Hohl-Massiv"-Transformation, und die Verlagerung des Zentrums des Körpergewichts. Beides ist jeder Bewegung und jedem Schritt der Übung eigen. Weiter sollte der Übende auf die Bewegung seines Körpers und seiner Hände achten, sollte sie in ständigem Kontakt und ohne Pause von „hohl" zu „massiv" und umgekehrt bewegen, so daß sein Bewußtseinsstrom ihn ungeachtet der Variationen der Bewegung von Anfang bis Ende durchfließt. Gelingt es ihm nicht, die zarte Umwandlung zu beherrschen, wird seine Beinarbeit zappelig, die Bewegungen träge und unsicher. Im Ausspruch „Der Gang einer Katze, die Kraft einer Seidenraupe" ist trefflich die Gewandtheit der Beinarbeit und die Gleichmäßigkeit der Kraft in den Taijiquan-Bewegungen beschrieben. Der Schlüssel dazu liegt in der präzisen „Hohl-Massiv"-Transformation, die Körper und Gliedmaßen in der Bewegung in guter Balance hält. Ohne diese Präzision kann es keine Gewandtheit und keine Gleichmäßigkeit der Kraft geben. (Vgl. „Hohl-Massiv"-Transformation im Abschnitt „Grundpositionen" weiter unten.)

Wie komplex auch immer die Bewegung sein mag, der Anfänger sollte zuerst lernen, sich entspannt und ungezwungen zu verhalten. Das ist die grundlegende Bedingung beim Taijiquan, die „zentrale Bedeutung", wie sie genannt wird. Der Körper sollte vor Beginn der Bewegungen immer ausbalanciert sein; bei einer Bewegung nach vorn oder zurück sollte der angehobene Fuß auf die Erde gesetzt sein, bevor nach und nach das Körpergewicht verlagert wird. Zur Stabilität tragen die gelockerten Schultern, die entspannte Taille, die Hüften und die Hände bei, die die „Hohl-Massiv"-Bewegungen ausführen. So wird der Anfänger niemals seine Balance verlieren, ob er sich nun schnell oder langsam bewegt.

5. *Natürlich atmen* Beim Taijiquan soll der Übende natürlich und ohne zu keuchen atmen. Der vom menschlichen Körper benötigte Sauerstoff übersteigt bei jeder sportlichen Aktivität bei weitem jene Menge, die er im Ruhezustand braucht. Doch beim Taijiquan ergibt sich dank der Sanftheit der Bewegun-

gen eine harmonische Angleichung des Körpers; der benötigte Sauerstoff wird ohne jede Anstrengung durch tiefes Atmen gewonnen. Anfänger sollten zuerst lernen, ihren Atemfluß natürlich zu halten, atmen, wie sie es normalerweise tun, und nicht versuchen, ihre Atmung der Bewegung der Übung anzupassen. Sind sie erfahrener, können sie die Atmung ihrer eigenen Einschätzung nach der Geschwindigkeit und Anstrengung bei den Übungen anpassen wie: tief einatmen, dann tief ausatmen und offen-einatmen; geschlossen-ausatmen und Atmung und Bewegung eins werden lassen. Wenn sie die Arme nach und nach zur „Eröffnungs-Figur" heben, sollten sie einatmen, und, wenn sie die Knie beugen und die Arme lockern, ausatmen. Beim Atmen sollten sich, den Erfordernissen der Bewegung und des Körpers gemäß, Brustkorb und Zwerchfell heben und senken, um die Aktivität des Zwerchfells und die Sauerstoffzufuhr zu verbessern. Bei Bewegungen, die offensichtlich ohne Heben und Senken oder Öffnen und Schließen sind, oder in denen die Teilnehmer in unterschiedlicher Geschwindigkeit agieren, ist das Zusammenspiel von Atmung und Bewegung beliebig. Alles andere hätte mehr Nach- als Vorteile, führte zu schwerfälligem Atmen oder unkontrollierten Bewegungen. Dies sind keineswegs einzelne, unabhängige Regeln, sondern miteinander verbundene Elemente. Ohne Ruhe kann niemand konzentriert sein, wird niemand Körper und Geist zur Übereinstimmung bringen, wird die Bewegung nicht geschmeidig und flüssig sein. Ohne die „Hohl-Massiv"-Transformation oder die Gewichtskontrolle verkrampft der Rumpf, wodurch es unmöglich wird, die Bewegungen zu einem Ganzen ineinanderfließen zu lassen. Natürliche Atmung kann so auch nicht zustande kommen.

Grundlegende Körperpositionen

Der Kopf Bei der Übung muß die Haltung des Kopfes stets erhaben sein. Die Beschreibung „Kopf erhoben, Nacken entspannt" macht dies deutlich. Die Nackenmuskeln sollen nicht angespannt sein, der Kopf darf nicht hin- noch herschwanken. Die Bewegung des Nackens muß im Einklang stehen mit dem

Wechsel der Körperposition und mit der Drehung des Rumpfes. Der Gesichtsausdruck sollte natürlich sein, das Kinn eingezogen, der Mund offen oder geschlossen; die Zungenspitze sollte den Gaumen berühren, um keinen Speichel zu ziehen. Die Augen sollten, wird der Körper gedreht, auf der Hand vorne ruhen (in wenigen Fällen nur ist die Hand hinter dem Rücken) oder geradeaus blicken. Sie sollten nicht geschlossen sein, auch nicht starren oder funkeln. Bei der Übung sollte man harmonisch und konzentriert sein. So erreicht man die beste Wirkung.

2. *Der Körper*

a) *Brustkorb und Rücken* Eine der Grundregeln lautet: „Halte den Brustkorb eingezogen und den Rücken entspannt" oder „Halte den Brustkorb eingezogen, bewege nur die Schultern". In der Übung soll der Brustkorb also nicht zu weit vorgestreckt und nicht zu sehr eingezogen sein, sondern in ganz natürlicher Haltung. Es gibt zwischen „eingezogenem Brustkorb" und „entspanntem Rücken" einen Zusammenhang, der den Rückenmuskeln ermöglicht, sich frei zu strecken, wenn in der Bewegung die Arme sich recken. Dabei müssen die Brustmuskeln entspannt sein, sonst entsteht ein Druck auf die Rippen, der eine natürliche Atmung unmöglich macht.

b) *Wirbelsäule* Die Wirbelsäule ist beim Stehen, Gehen, Sitzen und Liegen die tragende Stütze des menschlichen Körpers. Auch beim Taijiquan spielt die Wirbelsäule eine höchst wichtige Rolle, sie hält den Körper aufrecht und ruhig. „Die Wirbelsäule ist die Hauptstütze", heißt es, und „Achte stets auf die Lenden und halte den Bauch entspannt, und du wirst sofort deine Kräfte wachsen spüren" und „Der Lendenwirbel ist die Achse". Das bedeutet, daß ohne den Lendenbereich als Achse oder zentrale Schaltstelle der Kraft die Bewegung des ganzen

Körpers disharmonisch sein wird. Die Körpermitte muß bei jeder Übung, bei der Vorwärts- oder Rückwärtsbewegung, bei einer Drehung oder einem Wechsel von „hohl" nach „massiv" entspannt sein, als sollte das „qi" nach unten geleitet werden. Der Bauch darf nicht vorgestreckt werden, damit die Drehung oder der Wechsel der Position leichter gehen. Eine entspannte Körpermitte kräftigt die Beine und verstärkt so die Standfestigkeit, die notwendig ist, sollen die Bewegungen zu einem Ganzen ineinanderfließen.

Zur Erinnerung: Während die Körpermitte entspannt ist, muß die Wirbelsäule normal aufgerichtet sein. Der untere Teil des Rückgrats darf weder zusammengedrückt sein noch hervorspringen und auch nach keiner Seite geneigt sein, um unnötigen Druck auf den Brustkorb oder den Bauch zu vermeiden. Wenn das Körpergewicht in der Mitte lagert, werden alle Bewegungen sicher und frei sein.

c) *Die Hüften* Sie sollten „eingehalten" werden, nicht herausgedrückt, nicht seitwärts gedreht; sie sollten ihre natürliche Haltung beibehalten. Die Körpermitte entspannt, die Wirbelsäule aufgerichtet; so wird der Körper geradegehalten. Doch Kopf und Hüften sollten durch geistiges Bewußtsein eher als durch körperliche Anstrengung in ihrer Position gehalten werden.

3. *Die Beine* Sie bestimmen die Richtung der Bewegung, bilden die Kraftquelle und gewährleisten die Standfestigkeit des Körpers. Deshalb muß beim Üben besonders sorgfältig auf die Gewichtsverlagerung, den Stand jedes Fußes und das Beugen der Beine geachtet werden. Praktiker sagen oft: „Die Kraft wurzelt in den Füßen, sammelt sich in den Beinen, ist zentriert in der Körpermitte und zeigt sich in den Fingern." Dies verdeutlicht, wie wichtig die Bewegung und Stellung der Beine für die Haltung des ganzen Körpers ist.

Die Hüft- und Kniegelenke sollten bei den Bewegungen der Beine nicht belastet werden, um rasche Vor- und Rückwärtsbewegungen zu ermöglichen. Der Fuß sollte leicht und flink gehoben und gesenkt werden. Geht die Bewegung nach vorn, sollte zuerst die Ferse, geht sie zurück, zuerst der Fußballen den Boden berühren, bevor der ganze Fuß nach und nach zu einem festen Stand kommt.

Anfänger finden es oft schwierig, ihre Aufmerksamkeit zwischen Händen und Füßen zu teilen. Die meisten können nur auf ihre oberen Gliedmaßen achten und vernachlässigen die Beinarbeit zum Nachteil ihrer Grundstellung. Deshalb gebührt den wechselnden Standorten der Füße bis zur vollständigen Beherrschung alle Aufmerksamkeit. Beim „Setzen des Rahmens" oder beim Grundtraining müssen die Anfänger die schwierige „Hohl-Massiv"-Transformation richtig einzuschätzen lernen und vermeiden, ihr Körpergewicht auf beiden Beinen ruhen zu lassen. Dies gilt nicht für die „Eröffnungs-Figur", die „Schluß-Figur" und die „Geschlossene Hand". Die Technik besteht einfach in einer Verlagerung des Körpergewichts von einem Bein auf das andere. Ist das rechte Bein belastet, ist dieses „massiv", das linke „hohl" und umgekehrt. Das „hohle" Bein hilft dem Körper die Balance zu halten, so der vorgestreckte Fuß beim „Hohl-Schritt" oder der nach hinten gestreckte Fuß beim „Bogen-Schritt". Das Verlagern muß klar und eindeutig, doch wohltemperiert sein, da die Beine sich stets mühelos bewegen und sich von den Bewegungen erholen müssen, um Müdigkeit zu mindern.

Bei einem „Bogenschritt" trägt das gebeugte Bein das Gewicht. Das andere ist leicht erhoben und gestreckt (aber nicht straff), setzt zuerst mit der Ferse auf, dann nach und nach mit der ganzen Sohle und wird nach vorn geschoben. So kann sich der Übende mühelos und in natürlicher Geschwindigkeit vor- und rückwärts bewegen. Beim darauffolgenden Schritt muß die Fußsohle erst auf dem Boden ruhen, der Tritt erfolgt, mit nur sehr wenigen Ausnahmen, langsam, um den Körper in guter Balance zu halten. Den Fuß über den Boden zu schleifen ist falsch, ebenso heftig damit aufzutreten. Der Übende braucht nicht mit dem Fuß aufzustampfen, es sei denn, es paßt ihm ins Konzept.

4. *Die Arme* „Schultern hängen lassen und die Ellbogen lokker". Beim Taijiquan sollten die Gelenke von Schultern und Ellbogen, die in enger Verbindung miteinander stehen, nicht angespannt sein. Beim Üben sollte man beide Schultergelenke entspannt halten, die Schultern locker herabhängen lassen. Dann sind die Ellbogen von alleine locker.

Werden die Hände an den Körper herangezogen, sollte der Handteller sich leicht wie ein Becher formen, aber weder schlaff noch gespannt sein; bei Stoßbewegungen sollten nicht nur die Schultern herabhängen und die Ellbogen gelockert sein, sondern auch das Handgelenk, ohne zu versteifen, nach unten weisen. Wird die Hand gekrümmt, gestreckt oder gedreht, ist die Bewegung leicht und gewandt. Beim Strecken der Hand sollten die Finger gut ausgestreckt, aber nur leicht gekrümmt sein. Die Faust sollte niemals zu heftig zusammengepreßt werden.

Die Bewegung der Hand sollte in Übereinstimmung sein mit der der Schulter. Schiebt man sie zu weit vor, ist der Arm völlig gestreckt; ein Verstoß gegen die Regel „Schultern hängen lassen und die Ellbogen locker". Hängen aber die Schultern zu sehr, und sind die Ellbogen zu gelockert, wird die ausgehende Hand vernachlässigt, und der Arm ist krumm. Die Bewegung der Arme muß rund sein, die Hände dürfen niemals abrupt vorgestoßen oder zurückgezogen werden. So sind die Bewegungen wohlkontrolliert und gleichmäßig, leicht aber nicht lebhaft, fest aber nicht steif, elegant und geschmeidig.

D. Punkte, die es zu beachten gilt (ein paar Tips)

1. *Gleichmäßige Geschwindigkeit* Anfänger sollten eher langsam als schnell üben, sich durch langsame Abläufe eine solide Grundlage schaffen. Sie sollten zuerst die Bewegungen und die Grundregeln beherrschen. Sind sie erfahrener, sollten sie die ganze Übung in gleichmäßiger Geschwindigkeit machen, weder langsam noch schnell. Das „vereinfachte Taijiquan"

dauert normalerweise zwischen vier und sechs Minuten, geht es langsam, sind es acht bis neun, aber nicht mehr. Für die komplette Serie der „88-Taijiquan-Figuren" braucht man etwa zwanzig Minuten.

2. *Eine feste Haltung* Anfänger können in hoher oder niedriger Grundhaltung zu üben beginnen, aber sie sollten eine bestimmte Höhe für die „Eröffnungs-Figur" festsetzen und diese die Übungsserie (mit Ausnahme der „tiefen Figuren") durchhalten. Unerfahrene sollten vorzugsweise hoch aufgerichtet beginnen und allmählich, je qualifizierter und erfahrener sie werden, zur mittleren und tiefen Stellung übergehen.

3. *Ein geeignetes Trainingspensum.* Taijiquan ist nicht so anstrengend wie Gymnastik oder andere Kampfsportkünste, und doch beansprucht es die unteren Gliedmaßen beträchtlich bei gebückten, langsamen Bewegungen, bei voller Konzentration und Koordination des ganzen Körpers. Wegen der häufigen „Hohl-Massiv"-Transformationen wird das Gewicht oft auf ein Bein nur verlagert, das dann auch noch gebeugt ist, und der Übergang von einer Figur zur nächsten geschieht bewußt langsam; das belastet die unteren Gliedmaßen noch mehr. Anfänger, die ein- oder zweimal das „vereinfachte Taijiquan" gemacht haben, haben oft Schmerzen in den Beinen. Das ist ganz normal, und die Schmerzen vergehen bald, wenn sie das Üben fortsetzen. Dauer, Häufigkeit und Belastung des Trainings sollten abhängig gemacht werden von den körperlichen Gegebenheiten. Gesunde können die ganze Serie ein- oder zweimal üben. Alte und Schwache sollten das Programm an ihrer Kondition ausrichten, sollten nur einen oder wenige Abläufe üben oder auch nur eine oder zwei Figuren, und das in eher aufgerichteter Haltung. Bei Kranken sollte die Belastung zunächst gering sein und erst allmählich gesteigert werden; wenn nötig unter Aufsicht des Arztes. Die Belastung sollte den individuellen Bedingungen entsprechen und nicht zu schwer sein.

4. *Beharrlichkeit.* „Beharrlichkeit" ist, wie in anderen Sportarten

auch, das Schlüsselwort für Taijiquan-Übende. Man soll nicht aufhören, wenn die Gesundung einsetzt. Taijiquan ist wunderbar. Es beugt Krankheiten nicht nur vor, sondern heilt sie auch. Man sollte jeden Tag vor oder nach der Arbeit oder bei Tagesanbruch in einer ruhigen Ecke oder auf freier Fläche üben. Wirkungsvoller sind Übungen früh im Morgengrauen oder spät in der Nacht bei frischer, angenehmer Luft: in einem Park, einem Gehölz, auf einem freien Platz, bei einem Fluß oder See. Noch besser ist, dort in einer Gruppe zu üben.

III. Drei Übungsabschnitte

A. Abschnitt 1

In Abschnitt 1 bestehen die Trainingseinheiten aus den Grundfiguren (zur Beherrschung) und den Bewegungen (zur Überleitung). Als Grundlagen müssen also beherrscht werden: die Schritte, die Fußarbeit, die Beinbewegungen, die Körperpositionen, die Handfiguren, die Handbewegungen und die Ausrichtung der Augen. All das muß ordentlich, flüssig, leicht und mühelos gehen.

B. Abschnitt 2

Der Schwerpunkt der Aufmerksamkeit im Übungsabschnitt 2 liegt auf der Überleitung von einer Bewegung zur anderen und auf den Grundregeln. Die Bewegungen müssen gut miteinander verbunden und koordiniert sein, rund und geschmeidig und mit natürlicher Anmut betrieben.

C. Abschnitt 3

Taijiquan, so heißt es, ist ein Prozeß der Aneignung, der „von den Fähigkeiten zur Würdigung" führt. „Würdigung" meint hier Einsicht in die Bewegungen und Beherrschung der Kraftübertragung.

In der Vergangenheit gab es Interpretationen von Taijiquan, die eher dazu neigten, die Bedeutung der Bewegungen und die Trainingsabläufe zu mystifizieren statt zu erhellen. Hier folgen nun die Trainingsschwerpunkte des dritten und letzten Übungsabschnitts und einige erklärende Worte dazu:

1. *„Hohl-Massiv" oder Härte und Nachgiebigkeit miteinander verbinden.* Jede Taijiquan-Bewegung vereint in einem Prozeß Gegensätzen. Oft ist ein Bein „hohl", das andere „massiv",

eine Hand „massiv", die andere „hohl". Dann wechseln die Rollen wieder. Am Ende einer Bewegung sollten die Gelenke und Muskeln für weitere Handlungen geschmeidig sein. Das nennt man „massiv-sein im hohl-sein und hohl-sein im massiv-sein". Es bedeutet, daß die Anspannung in Grenzen gehalten werden soll: Die Übungen sind zwar auf ein Hauptziel gerichtet, doch sollen geringere (andere mögliche) Ziele nicht übersehen werden, und so sind Härte im Nachgeben der Bewegung und Nachgeben in der Härte notwendig, um sowohl Starrheit als auch Schlappheit zu vermeiden. Jede Bewegung enthält zu jedem Moment wechselseitig sich anpassende, gegenläufige Kräfte, durch deren Widerstreit und gegenseitige Ergänzung sie sich fortsetzt.

2. *Kontinuität und Einheit der Kraft.* Hier bedeuten Kontinuität und Einheit, daß die Kraft sich fortsetzen und von einem Teil des Körpers ohne Unterbrechung in einen anderen wechseln muß, während der ganze Körper, mit der Mitte als Dreh- und Angelpunkt, gut abgestimmt ist (vgl. II.A. Die Hauptmerkmale b und d).

Die größte Vielfalt der Bewegung liegt in den Armen, die deutlich den stetigen Fluß der Kraft demonstrieren. Wird z. B. der Arm ausgestreckt oder angezogen, so wird der Unterarm leicht aus- oder einwärts gedreht, und die Aufmerksamkeit liegt auf Mittelfinger oder Daumen. Dadurch tritt die Veränderung mit fließender, kontinuierlicher und vereinter Kraft ein.

3. *Konzentration und Geistesgegenwart.* Der Anfänger ist meist beherrscht von Fragen wie „Was kommt als nächstes?", „Mache ich es richtig?". Mit fortschreitender Erfahrung wird er seine Aufmerksamkeit auf die Anwendung und Umsetzung der Kraft richten und sie bewußt mit seinem von Phantasie erfüllten Geist leiten (vgl. II.B. Grundlegende Regeln a). Dennoch sollte er beachten:

   a) Volle Konzentration bedeutet nicht dumpfe und sinnlose geistige Anspannung.

b) Das Üben sollte eine erfreuliche Erfahrung darstellen.

c) Geist, Kraft und Bewegung sind eins, und zwar in dieser Reihenfolge.

4. *Natürliche Atmung unterstützt die Bewegung.* Die Regeln übers Atmen (II.B., 5) sollten nicht mißinterpretiert werden. Sie werden nur bei Bewegungen angewandt, die auf und ab oder offen und geschlossen sind. Ein willkürliches „Einatmen-Ausatmen-Programm" während der ganzen Übung bringt mehr Nach- als Vorteile.

Kapitel II

Taijiquan — seine 88 Figuren

I. Die Figuren

II. Einführung in die Techniken

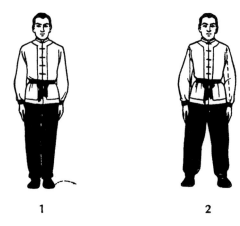

1   2

Figur 1: Haltung vor dem Beginn

Den Körper natürlich aufrichten. Die Füße stehen schulterweit auseinander, die Zehen zeigen geradeaus. Die Arme hängen lokker, die Händen ruhen auf den Seiten der Oberschenkel. Die Augen sind geradeaus gerichtet. (Abb. 1 und 2)

Zur Erinnerung:

Der Nacken ist gerade, das Kinn nicht vorgestreckt. Weder die Brust vorstrecken, noch den Bauch einziehen. Volle Konzentration.

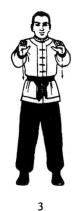
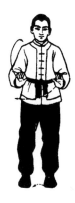

3 4

Figur 2: Eröffnungs-Figur

1) Beide Arme nach und nach horizontal anheben, bis die Hände auf Schulterhöhe und in schulterweitem Abstand sind. Die Handflächen zeigen nach unten. (Abb. 3)

Zur Erinnerung:

Das Anheben der Arme geschieht langsam, federleicht und mühelos.

2) Beide Knie beugen und die Handflächen niederdrücken, bis die Ellbogen analog den Knien sind. Die Augen sind geradeaus gerichtet. (Abb. 4)

Zur Erinnerung:

Die Schultern hängen wie die Ellbogen locker herab, die Finger sind leicht gekrümmt. Die Knie sind gebeugt, die Körpermitte ist entspannt, das Gesäß eingezogen. Das Gewicht ruht auf beiden Beinen. Die Abwärtsbewegung der Arme sollte koordiniert sein mit der'des Körpers.

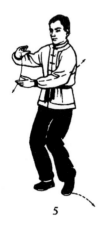 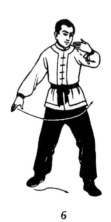

5   6

Figur 3: Den Pfau beim Schwanz packen

1) Sich auf den rechten Zehen nach außen drehen, den Körper etwas nach rechts wenden, den rechten Arm waagerecht vor dem Brustkorb abwinkeln. Die linke Hand beschreibt währenddessen einen Bogen unter der rechten bis vor die rechten Rippen. Die linke und rechte Hand befinden sich in einer Position, als würden sie einen Ball halten. Die linke Handfläche zeigt aufwärts, die rechte abwärts. Das Gewicht auf das rechte Bein verlagern, den linken Fuß an den rechten heranziehen. Die Zehen berühren den Boden, die Augen blicken auf die rechte Hand. (Abb. 5)

2) Körperdrehung nach links. Der linke Fuß macht einen Schritt schräg vorwärts nach links, die Zehen zeigen nach vorn, das rechte Bein ist natürlich gestreckt. Das linke Bein ist zum linken Bogenschritt am Knie abgewinkelt. Gleichzeitig wird der linke Arm waagerecht wie ein Bogen gerundet und nach vorn gestoßen. Oberarm und Hand befinden sich auf Schulterhöhe, die Handfläche weist einwärts. Die rechte Hand gleitet nach unten zur rechten Hüfte, der Ellbogen ist leicht gebeugt, die Handfläche zeigt nach unten. Die Augen sind auf

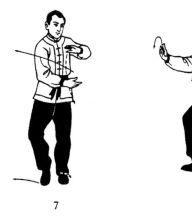

7   8

den linken Unterarm gerichtet. (Abb. 6)

3) Den Körper etwas nach links drehen, den linken Arm waagerecht auf Schulterhöhe vor der linken Brust anwinkeln; die Handfläche zeigt nach unten. Die rechte Hand beschreibt vor dem Bauch einen Bogen nach links bis an den linken Rippen die aufwärtsweisende Handfläche mit der linken Hand die Geste des Ball-Haltens beschreibt. Dabei den rechten Fuß neben den linken ziehen, die Zehen am Boden, und das Gewicht auf das linke Bein verlagern. Die Augen blicken auf die linke Hand. (Abb. 7)

4) Den Körper nach rechts drehen, den rechten Fuß einen Schritt schräg vorwärts nach rechts setzen. Die linke Ferse zurück, das rechte Bein zum Bogenschritt im Knie beugen. Dabei den Körper weiter nach rechts drehen und den rechten Arm vorstoßen. Der Handrücken befindet sich auf Schulterhöhe, der Handteller ist dem Gesicht zugewandt. Die linke Hand geht zur linken Hüfte, der Handballen zeigt nach unten, die Fingern nach vorn. Die Augen sind auf den rechten Unterarm gerichtet. (Abb. 8)

Zur Erinnerung:

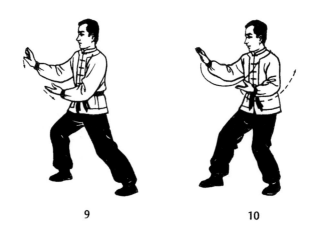

9   10

Beim Vorstoßen des rechten Arms beide Schultern locker herabhängen lassen, die Arme sind gerundet. Das Auseinandergehen der Hände, die Entspannung der Körpermitte und das Beugen des Beins sind koordiniert. Beim Bogenschritt dieser Figur beträgt der diagonale (nicht der direkte) Abstand der Füße etwa 10 cm. Beim Heranziehen verhalten sich die Füße zueinander wie bei 1) und 3) beschrieben. Sobald die Gewichtsverlagerung beherrscht wird, kann der vordere Fuß an der Innenseite des anderen vorbeigeführt werden, ohne den Boden zu berühren.

5) Den Rumpf etwas nach rechts bewegen, die rechte Hand nach vorn strecken, die Handinnenseite nach unten. Dabei den linken Handteller nach oben drehen und den Bauch entlang unter den rechten Unterarm führen. Wenn der Rumpf nach links sich dreht, schwingen beide Arme nach unten und zurück in einem Bogen den Bauch entlang, bis die linke Hand mit aufwärtszeigender Handfläche auf Schulterhöhe, und der rechte Arm mit einwärts zeigender Handfläche vor der Brust waagerecht gebeugt ist. Das Gewicht auf das linke Bein verlagern. Die Augen blicken auf die linke Hand. (Abb. 9–11)

Zur Erinnerung:

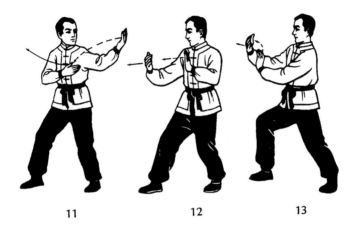

11　　　　　　12　　　　　　13

Schwingen die Arme zurück, dann sollte das Gesäß eingezogen sein, und: man darf sich nicht nach vorne beugen. Die schwingenden Arme beschreiben mit dem drehenden Körper einen Bogen. Die rechte Fußsohle steht flach auf dem Boden.

6) Den Rumpf etwas nach rechts drehen, den linken Arm am Ellbogen angewinkelt zurückziehen; die linke Handfläche kommt der Innenseite des rechten Handgelenks nahe (etwa 5 cm entfernt). Den Körper weiter nach rechts vorn wenden und beide Hände allmählich ebenfalls nach vorn drücken. Die rechte Handfläche zeigt nach innen, die linke nach außen, die Unterarme sind halb angewinkelt. Gleichzeitig das Gewicht langsam nach vorn verlagern zu einem rechten Bogenschritt. Die Augen ruhen auf dem rechten Handgelenk. (Abb. 12, 13)

Zur Erinnerung:

Beim Drücken sollte der Rumpf aufgerichtet, die Druckbewegung koordiniert sein mit der Entspannung der Körpermitte und dem Beugen des Beines.

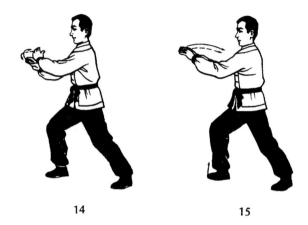

14   15

7) Die linke Hand geht schräg nach vorn über die rechte, bis Handgelenk über Handgelenk ist. Der Handteller zeigt nach unten. Die rechte Handfläche nach unten drehen und beide Hände schulterweit trennen. Dann den Körper zurücknehmen, das Gewicht auf das linke Bein verlagern und die rechten Zehen anheben. Gleichzeitig beide Arme am Ellbogen anwinkeln und bis vor die Brust zurückziehen. Die Handflächen zeigen nach unten und vorne, die Augen sind geradeaus gerichtet. (Abb. 14–16)

8) In der Bewegung die beiden Hände weiter zurückziehen und in Bauchhöhe aufwärts und vorwärts drücken. Die Handflächen weisen nach vorn, die Handgelenke sind auf Schulterhöhe. Dabei das Gewicht nach vorn verlagern und das rechte Bein zu einem Bogenschritt beugen. Die Augen geradeaus. (Abb. 17)

Zur Erinnerung:

Beim Vorwärtsdrücken ist der Rumpf aufgerichtet, die Körpermitte und die Hüften sind entspannt. Die Druckbewegung

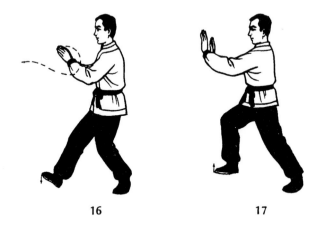

16   17

muß koordiniert werden mit der Entspannung der Körpermitte und dem allmählichen Beugen des Beines. Die Schultern sind gelockert, die Ellbogen hängen locker herab. Beide
Hände beschreiben eine Kurve.
Alle Bewegungen sind um die Körpermitte zentriert. Die
Kreisbewegungen der Arme sollten natürlich und geschmeidig sein. Das Beugen des Beines ist, nach vorn wie nach
hinten, schnell und kraftvoll. Beim Schwingen oder Herausdrücken der Arme wird die hintere Ferse nicht bewegt.

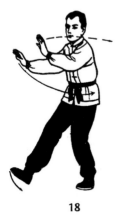 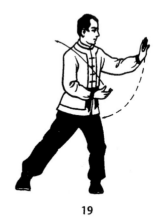

18   19

Figur 4: Der einfache (Peitschen-)Hieb

1) Den Rumpf zurückziehen und das Gewicht auf das linke Bein verlagern. Dabei die rechten Zehen einwärts drehen. Gleichzeitig den Rumpf nach links drehen, beide Hände, die linke zuoberst, beschreiben einen Bogen nach links, bis der linke Arm horizontal auf der linken Seite ausgestreckt ist, und der Handteller nach links zeigt. Dabei die rechte Hand am Bauch vorbei vor die linken Rippen führen. Der Handballen zeigt nach innen und schräg aufwärts. Die Augen blicken auf die linke Hand. (Abb. 18, 19)

2) Das Gewicht nach und nach aufs rechte Bein verlagern und den Rumpf nach rechts drehen. Den linken Fuß an den rechten heranziehen. Die Zehen berühren den Boden. Mit der rechten Hand einen rechten Aufwärtsbogen beschreiben und die Handfläche nach außen drehen, bis sie eine „Haken-Hand" bildet; der Arm ist in Schulterhöhe ausgestreckt. Die linke Hand beschreibt ebenfalls eine rechte Aufwärtskurve vor dem Bauch zur rechten Schulter mit einwärts weisender Handfläche. Die Augen ruhen auf der linken Hand. (Abb. 20, 21)

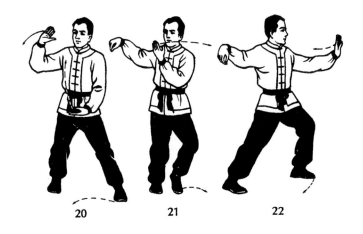

20   21   22

3) Den Rumpf etwas nach links drehen, den linken Fuß einen Schritt schräg nach links vorn setzen, die Zehen zeigen leicht nach links, die rechte Ferse tritt zu einem linken Bogenschritt zurück. Das Gewicht auf das linke Bein verlagern, die linke Handfläche, die nach vorn zeigt, mit dem Rumpf drehen und nach vorn drücken. Die Finger sind in Augenhöhe, der Arm ist leicht gebeugt. Die Augen ruhen auf der linken Hand. (Abb. 22)

Zur Erinnerung:

Der Rumpf bleibt zum Abschluß aufgerichtet, die Körpermitte entspannt. Der rechte Ellbogen ist ein wenig gebeugt, der linke befindet sich in einer vertikalen Linie zum linken Knie, beide Schultern hängen locker herab. Beim Nach-vorn-Drücken die linke Handfläche nach und nach, nicht zu schnell und nicht zu abrupt, mit der Bewegung des Rumpfes drehen. Bei allen Bewegungsübergängen müssen die obere und die untere Körperhälfte gut koordiniert sein. Die Richtung des einfachen (Peitschen-)Hiebs, beginnt man nach Süden hin, ist etwa 15 Grad Nordost.

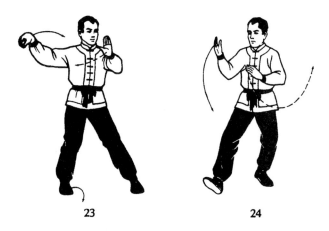

23   24

Figur 5: Die Hände heben

Das rechte Bein langsam beugen, den Rumpf zurücknehmen und nach rechts drehen. Die linken Zehen nach innen drehen, das Gewicht auf den linken Fuß verlagern. Gleichzeitig die rechte „Haken-Hand" öffnen und sie mit offener Handfläche von rechts bis vors Gesicht bewegen. Die Finger sind in Höhe der Augenbrauen. Die linke Hand entlang der Innenseite des rechten Ellbogens vor die Brust ziehen. Beide Handflächen sind einander zugewandt. Gleichzeitig den rechten Fuß anheben und in einem rechten Bogenschritt, die Ferse setzt als erste auf, vor den linken setzen. Die Augen blicken auf den rechten Zeigefinger. (Abb. 23, 24)

Zur Erinnerung:

Bei der Gewichtsverlagerung muß der Rumpf natürlich stabil sein. Das Gesäß ist eingezogen. Berührt die rechte Ferse den Boden, wird das rechte Knie leicht gebeugt; die Schultern sind entspannt und locker, die Arme leicht gebeugt, die Ellbogen hängen herab. Die Brustmuskeln sind entspannt. Beginnt man im Süden, ist die Richtung dieser Figur etwa 30 Grad Südwest.

40

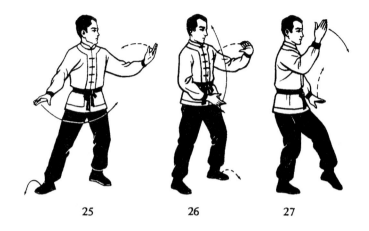

25	26	27

Figur 6: Der weiße Kranich spreizt die Flügel

Den Rumpf nach links drehen, die Hände zur Geste des Ball-Haltens vor dem Körper aufeinander zu bewegen; die linke Hand ist oben. Dabei den rechten Fuß etwas zurück und die Zehen einwärts drehen. Den Körper zunächst nach rechts wenden, dann ein wenig nach links vorn. Gleichzeitig die Hände voneinander trennen; die rechte vor die rechte Schläfe, der Handteller zeigt leicht einwärts nach links, die linke zur linken Hüfte, der Handteller zeigt nach unten, die Finger weisen nach vorn. Gleichzeitig das Gewicht auf den rechten Fuß verlagern, den linken Fuß vor den Körper ziehen, und, die Zehen zuerst aufsetzend, einen Hohlschritt machen. Die Augen sind geradeaus gerichtet. (Abb. 25–27)

Zur Erinnerung:

Man ist, beim Abschluß, wieder ostwärts gewandt. Die Brust nicht herausstrecken; beide Arme bleiben gerundet, das linke Knie leicht gebeugt. Die Gewichtsverlagerung nach hinten und die Handbewegungen müssen koordiniert sein.

41

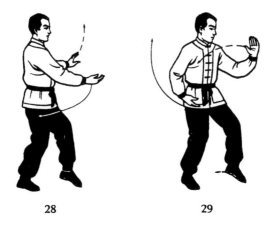

28   29

Figur 7: Das Knie streifen und den Schritt drehen — links

1) Die rechte Hand bei leicht gebeugtem Ellbogen im Bogen
    runter- und wieder hochschwingen neben die rechte Schulter
    auf Ohrhöhe. Der Handteller zeigt schräg aufwärts. Die linke
    Hand beschreibt einen Bogen von links oben nach rechts
    unten vor die rechte Brust. Die Handfläche zeigt schräg nach
    unten. Dabei den Körper zuerst etwas nach links, dann nach
    rechts drehen, den linken Fuß neben den rechten ziehen. Die
    Zehen berühren den Boden. Die Augen sind auf die rechte
    Hand gerichtet. (Abb. 28–30)

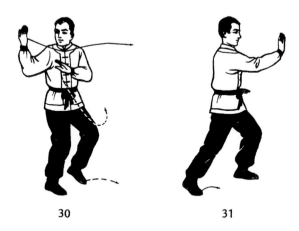

30   31

2) Den Rumpf nach links drehen, mit dem linken Fuß einen
Schritt vorwärts schräg nach links, und den rechten zu einem
linken Bogenschritt strecken. Gleichzeitig die rechte Hand
zurückziehen und neben dem Ohr auf Nasenhöhe nach vorn
drücken. Die linke Hand, die leicht über das linke Knie streift,
sinkt neben die linke Hüfte, die Finger zeigen nach vorn. Die
Augen sind auf die rechten Finger gerichtet. (Abb. 31)

Zur Erinnerung:

Wird die rechte Hand vorgedrückt, ist die Schulter locker, der
Ellbogen hängend. Der Handteller wird mühelos angehoben.
Bitte nicht vor- oder zurücklehnen. Die Bewegung des
Rumpfes ist mit der Entspannung der Körpermitte und dem
Beugen des Beines koordiniert. Beim Bogenschritt ist in dieser
Figur der diagonale Abstand der Fersen etwa 30 cm.
Sobald die Gewichtsverlagerung beherrscht wird, kann der
Vorwärtsschritt erfolgen, ohne daß die Zehen den Boden
berühren. Aber er muß an der Innenseite des anderen Fußes
vorbei (wenn nötig, in langsamer Bewegung innehalten), und
der Körper muß ausbalanciert sein. (Im folgenden wird darauf
nicht mehr hingewiesen, um Wiederholungen zu vermeiden.)

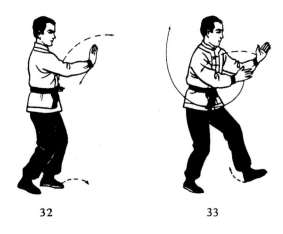

32   33

Figur 8: Die Hände bearbeiten die Saiten einer Laute

Mit dem rechten Fuß einen halben Schritt hinter den linken treten, den Rumpf sofort zurücknehmen nach halb rechts und das Körpergewicht auf das rechte Bein verlagern. Den linken Fuß anheben
und ihn, die Ferse am Boden, die Zehen aufwärts, in einem hohlen
Schritt nach vorn setzen. Gleichzeitig die linke Hand von links in
einem Bogen auf Nasenhöhe bringen. Die Handfläche zeigt nach
rechts, der Ellbogen ist leicht gebeugt. Die rechte Hand mit nach
links weisender Handfläche neben den linken Ellbogen zurückziehen. Die Augen sind auf den linken Zeigefinger gerichtet. (Abb.
32, 33)

Zur Erinnerung:

Den Körper natürlich standfest halten, das Gesäß einziehen.
Schultern und Ellbogen hängen herab, der Brustkorb ist
entspannt. Die linke Hand sollte nicht in gerader Linie
hochgehen, sondern in einer Aufwärtskurve von links nach
vorn. Beim Vorwärtsschritt setzt der rechte Fuß zuerst mit
der Ferse auf. Die Gewichtsverlagerung nach hinten ist
koordiniert mit der halben Drehung des Rumpfes und den
Bewegungen der Arme.

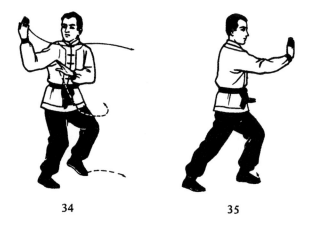

34   35

Figur 9: Das Knie streifen und den Schritt drehen — links und rechts

1) Die rechte Hand nach unten und in einer Kreisbewegung vor- und zurückschwingen, bis sie, Ellbogen leicht gebeugt, neben der rechten Schulter auf Ohrhöhe ist. Die Handfläche zeigt schräg nach oben. Die linke Hand kommt in einer Kreisbewegung von links nach rechts mit schräg nach unten zeigender Handfläche vor die rechte Brust. Gleichzeitig den Rumpf nach rechts drehen und den linken Fuß neben den rechten ziehen. Die Zehen berühren den Boden, die Augen blicken auf die rechte Hand. (Abb. 34)

2) Den Rumpf nach links drehen, der linke Fuß macht einen schrägen Schritt vorwärts nach links zu einem Bogenschritt. Dabei die rechte Hand zurückziehen und neben dem Ohr auf Nasenhöhe nach vorn drücken. Die linke Hand sinkt, leicht über das linke Knie streifend, neben die linke Hüfte. Die Augen blicken auf die rechten Finger. (Abb. 35)

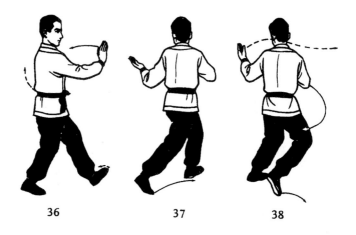

36   37   38

3) Das rechte Bein langsam im Knie beugen, den Rumpf zurücknehmen, das Gewicht auf das rechte Bein verlagern und eine
Drehung nach links machen. Die linken Zehen sind ein wenig
nach oben und außen gewandt. Dann die linke Fußsohle fest
aufsetzen, das linke Knie nach vorn beugen, das Gewicht auf
dieses Bein verlagert; den rechten Fuß, die Zehen am Boden,
neben den linken ziehen. Gleichzeitig die linke Handfläche
nach außen wenden und im Bogen, der Ellbogen ist leicht
gebeugt, zurück nach oben neben die linke Schulter auf Ohrhöhe führen. Die Handfläche zeigt schräg aufwärts. Die rechte Hand kommt in einem Bogen rechts hoch und dann links
herunter zur linken Schulter, gleichzeitig mit der Drehung des
Körpers. Die Handflächen zeigen nach schräg unten, die
Augen sind auf die linke Hand gerichtet. (Abb. 36-38)

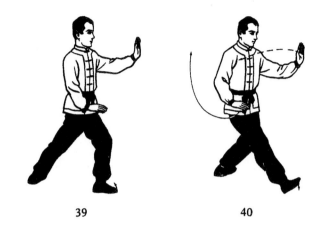

39   **40**

4) Wie 2), nur sind links und rechts vertauscht. (Abb. 39)

5) Wie 3), nur sind links und rechts vertauscht. (Abb. 40–42)

6) Wie 2). (Abb. 43)

Zur Erinnerung:

„Das Knie streifen und den Schritt drehen — rechts" ist wie Figur 7, nur daß links und rechts vertauscht sind.

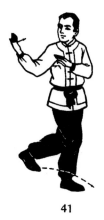

41

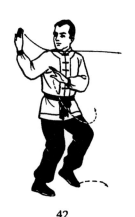

42

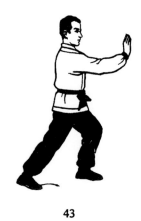

43

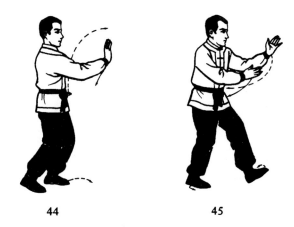

44   45

Figur 10: Die Hände bearbeiten die Saiten einer Laute

Bewegungen und zu beachtende Punkte sind wie bei Figur 8.
(Abb. 44, 45)

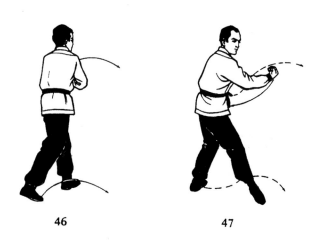

46 47

Figur 11: Hochspringen, parieren und zuschlagen

1) Den Körper nach links drehen, die rechten Zehen sind nach außen gewandt, und den Fuß mit der Sohle fest aufsetzen. Gleichzeitig den linken Handballen nach unten drehen und den linken Arm horizontal vor der Brust beugen. Die rechte Hand zur Faust ballen und im Bogen nach links vor die linken Rippen führen. Die Knöchel zeigen nach oben. Dabei das Gewicht nach vorn aufs linke Bein verlagern, das rechte leicht beugen. Die Ferse anheben und nach außen drehen. Die Augen blicken auf die linke Hand. (Abb. 46)

2) Den Rumpf nach rechts drehen, die rechte Faust vor die Brust führen und nach vorn stoßen wie bei einem Rückhandschlag. Die Knöchel zeigen nach unten. Die linke Hand sinkt in natürlicher Haltung neben die linke Hüfte. Mit dem rechten Fuß, die Zehen nach außen, einen Schritt vorwärts machen. Die Augen ruhen auf der rechten Faust. (Abb. 47)

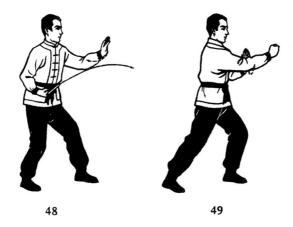

48 49

3) Das Gewicht auf das rechte Bein verlagern, die linke Hand hochnehmen, nach links drehen und in einem Bogen nach vorn, um einen imaginären Schlag zu parieren. Die Handfläche zeigt nach vorn und unten. Dabei mit dem linken Fuß, die Ferse am Boden, einen Schritt vorwärts machen und die rechte Faust im Bogen von rechts an die rechte Seite der Körpermitte führen. Die Knöchel zeigen nach unten. Die Augen blicken auf die linke Hand. (Abb. 48)

4) Das linke Bein zum Bogenschritt nach vorn beugen und die rechte Faust auf Brusthöhe nach vorn stoßen. Die Knöchel zeigen nach rechts, die linke Hand ist neben den rechten Unterarm zurückgezogen. Die Augen sind auf die rechte Faust gerichtet. (Abb. 49)

Zur Erinnerung:

Den Körper aufrecht halten, die geballte Faust locker. Wird die Faust zurückgezogen, sollte der rechte Unterarm langsam erst gegen, dann im Uhrzeigersinn gedreht werden. Wenn die Faust nach vorn gestoßen wird, sollte die rechte Schulter der Bewegung folgen. Der diagonale Abstand der Fersen ist beim Bogenschritt etwa 10 cm.

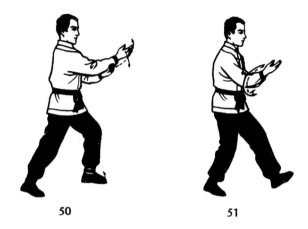

50   51

Figur 12: Die Reihen sichtbar schließen

1) Die linke Hand nach vorn unter das rechte Handgelenk und die rechte Hand öffnen. Nach und nach beide Handflächen nach oben drehen, voneinander trennen und langsam zurückziehen. Gleichzeitig den Rumpf zurücknehmen, die linken Zehen anheben und das Gewicht auf das rechte Bein verlagern. Die Augen blicken geradeaus. (Abb. 50, 51)

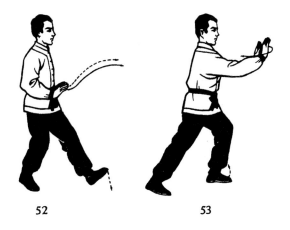

52   53

2) Beide Handflächen, schulterweit getrennt, nach unten vor die
   Brust drehen, weiter nach unten in Höhe des Bauches drücken
   und dann hoch und nach vorn. Die Handflächen zeigen nach
   außen. Dabei das linke Bein zu einem Bogenschritt nach vorn
   beugen. Die Augen sind geradeaus gerichtet. (Abb. 52, 53)

Zur Erinnerung:

Wird der Rumpf zurückgenommen, müssen Körpermitte und
Hüften entspannt sein und der Rumpf sich nicht nach hinten
neigen. Das Gesäß einziehen. Die Arme nicht heftig zurückziehen und Schultern und Ellbogen etwas nach außen
strecken. Die ausgestreckten Hände sollten nicht mehr als
schulterweit getrennt sein.

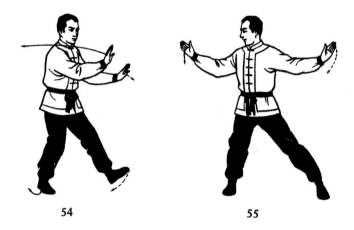

54   55

Figur 13: Die Hände kreuzen

1) Das rechte Bein im Knie etwas beugen und das Körpergewicht darauf verlagern. Den Rumpf nach rechts drehen, die linken Zehen gehen nach innen. Den rechten Arm im Bogen horizontal nach rechts schwingen. Beide Arme sind auf Schulterhöhe ausgebreitet, die Handflächen zeigen nach vorn, die Ellbogen sind leicht gebeugt. Gleichzeitig die rechten Zehen ein wenig nach außen zu einem seitlichen Bogenschritt wenden. Die Augen blicken auf die rechte Hand. (Abb. 54, 55)

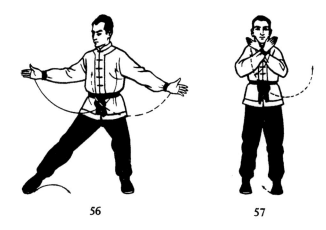

56   57

2) Das Gewicht langsam auf das linke Bein verlagern, die rechten Zehen nach innen drehen. Den rechten Fuß zum linken ziehen, bis beide Füße schulterweit getrennt sind. Beide Beine stehen nach und nach parallel, die Zehen zeigen nach vorn. Gleichzeitig beide Hände etwas herablassen und vor der Brust kreuzen, die rechte vor der linken. Die Arme sind angewinkelt, die Handgelenke auf Schulterhöhe. Beide Handballen zeigen nach innen. Die Augen sind geradeaus gerichtet. (Abb. 56, 57)

Zur Erinnerung:

Beim Trennen oder Kreuzen der Hände nicht nach vorn lehnen. Bevor der rechte Fuß zurückgezogen wird, die Zehen einwärts drehen. In der parallelen Haltung den Körper natürlich aufgerichtet lassen; den Kopf gerade halten, das Kinn leicht zurücknehmen. Die Arme sollten in bequemer Haltung gerundet sein, Schultern und Ellbogen hängen herab.

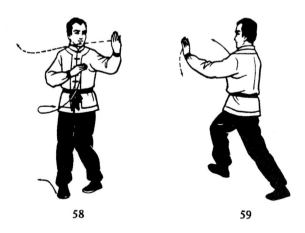

58   59

Figur 14: Rückkehr zum Berg mit dem Tiger

1) Das Gewicht leicht nach rechts verlagern, die linken Zehen nach innen wenden. Beide Beine im Knie beugen und das Gewicht auf das linke Bein verlagern. Den Rumpf nach links drehen. Die linke Hand geht zunächst nach unten vor die Brust, dann im Bogen nach links oben auf Schulterhöhe. Die Handfläche zeigt aufwärts. Den rechten Arm im Ellbogen beugen und die rechte Hand mit schräg nach unten zeigender Handfläche vor die linke Schulter ziehen. Die Augen blicken auf die linke Hand. (Abb. 58)

2) Den Rumpf leicht nach rechts drehen den rechten Fuß einen Schritt nach rechts hinten setzen und das Knie zum Bogenschritt beugen. Dabei die rechte Hand dem sich drehenden Körper folgend nach unten neben das rechte Knie führen. Den linken Arm im Ellbogen beugen und die linke Hand neben dem Ohr auf Nasenhöhe nach vorn drücken. Die Augen sind auf die linke Hand gerichtet. (Abb. 59)

   Zur Erinnerung:

Bevor man den linken Fuß dreht und sich duckt, das Gewicht auf das rechte Bein verlagern. Die über das Bein streichende rechte Hand liegt etwas höher als in Figur 9 (rechts) neben dem rechten Knie. Das Drehen des Körpers und das Herausdrücken der Hand müssen koordiniert sein. Beginnt man im Süden, ist die Richtung dieser Figur etwa 30 Grad Nordwest.

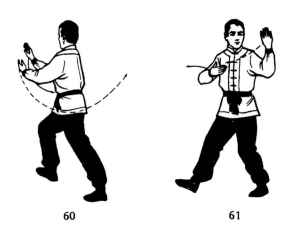

60 61

Figur 15: Den Pfau indirekt beim Schwanz packen

Den Rumpf leicht nach rechts drehen und die rechte Hand mit schräg nach unten zeigender Handfläche auf Schulterhöhe heben. Dabei die linke Handfläche nach oben drehen und die Hand unter den rechten Arm führen. Alles weitere wie in Figur 3, die Richtung allerdings folgt der Figur 14. (Abb. 60–65)

Zur Erinnerung:

Abgesehen vom Herausdrücken wie Figur 3 (rechts), nur die Richtung ist schräg (diagonal).

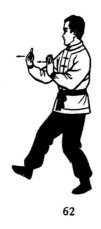

62

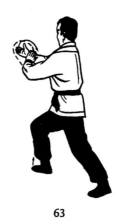

63

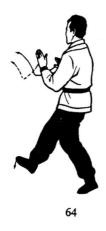

64

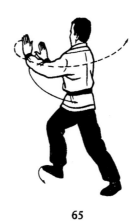

65

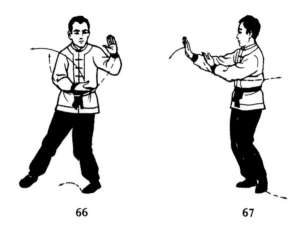

66   67

Figur 16: Faust unter Ellbogen

1) Den Rumpf etwas zurücknehmen und das Gewicht langsam auf das linke Bein verlagern, das rechte Bein nach innen drehen. Dabei den Rumpf nach links drehen. Beide Hände gehen in einer Kurve nach links, die linke waagerecht, bis der Arm neben der linken Schulter ausgestreckt ist, die rechte den Bauch entlang nach unten vor die linken Rippen. Die Handfläche zeigt nach innen und schräg nach oben, die Augen blicken auf die linke Hand. (Abb. 66)

2) Das Gewicht nach und nach auf das rechte Bein verlagern und den Rumpf nach rechts drehen, die Zehen berühren den Boden. Gleichzeitig geht die rechte Hand in einem Bogen nach oben auf Schulterhöhe, die Handfläche zeigt nach außen. Die linke Hand geht gleichzeitig zum Bauch und von dort in einem Aufwärtsbogen vor die rechte Schulter. Die Handläche zeigt nach innen, die Augen sind auf die rechte Hand gerichtet. (Abb. 67)

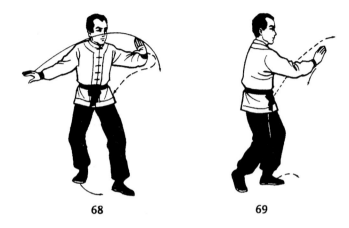

68   69

3) Mit dem linken Fuß einen Schritt vorwärts, schräg nach
links, die Zehen nach außen und das Gewicht mit der Körperdrehung nach links verlagern. Der rechte Fuß folgt der Körperbewegung und macht einen halben Schritt vorwärts schräg
nach links hinter den linken. Gleichzeitig geht die linke Hand,
die Handfläche nach oben, zur linken Seite in Körpermitte.
Den rechten Arm nach einem großen Bogen nach links waagerecht vor der Brust beugen. Die Augen blicken geradeaus.
(Abb. 68, 69)

Zur Erinnerung:

Der Vorwärtsschritt des linken Fußes und die Armbewegun-
gen sind mit der Linksdrehung des Körpers koordiniert. Der
rechte Fuß geht nach vorn, wenn der linke Fuß fest auf dem
Boden ist.

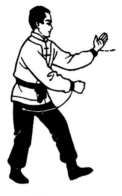

70

4) Die linke Hand aus ihrer Stellung neben der Körpermitte
nach vorn über das rechte Handgelenk bis auf Nasenhöhe
ausstrecken; die Finger weisen aufwärts, die Handfläche zeigt
nach rechts. Die rechte Hand zur Faust schließen und mit
nach rechts weisenden Knöcheln unter den linken Ellbogen
führen. Gleichzeitig das Gewicht auf das rechte Bein verlagern und den linken Fuß einen halben Schritt nach vorn
setzen; die Ferse berührt den Boden, das Knie ist leicht
gebeugt zu einem linken Hohlschritt. Die Augen sind auf die
linke Handfläche gerichtet. (Abb. 70)

Zur Erinnerung:

Der Körper ist natürlich aufgerichtet. Wird die linke Handfläche nach vorn gestreckt, ruht das Gewicht auf dem rechten
Bein; das linke ist leicht gebeugt.

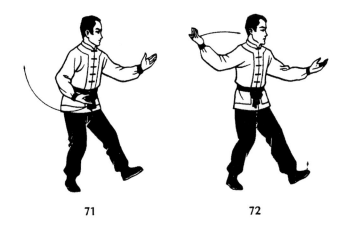

Figur 17: Die Unterarme zurückgleiten lassen — links und rechts

1) Die rechte Faust öffnen, die Handfläche nach oben drehen, zum Bauch führen und in einem Bogen nach oben, bis der Arm waagerecht vorgestreckt ist; die linke Handfläche aufwärts wenden. Das linke Knie entspannen, die Augen blicken erst nach rechts, dann auf die linke Hand. (Abb. 71, 72)

2) Den rechten Arm, am Ellbogen gebeugt, nach vorn bewegen bis au das rechte Ohr und dann vorwärts stoßen. Den linken, gebeugten Arm seitlich an die linken Rippen führen. Dabei das linke Bein leicht schräg nach links zurück, die Fußsohle setzt allmählich fest auf. Das Gewicht auf das linke Bein verlagern und einen rechten Hohlschritt machen. Die Augen blicken auf die rechte Hand. (Abb. 73, 74)

3) Den Rumpf leicht nach links drehen. Die linke Hand in einem Bogen von hinten aufwärts führen, bis sie, Handballen nach oben, waagerecht ausgestreckt ist. Anschließend die rechte Handfläche nach oben drehen. Der Blick ist erst nach links, dann nach vorn auf die rechte Hand gerichtet. (Abb. 75)

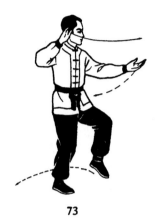

73

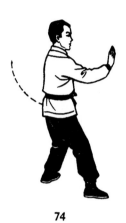

74

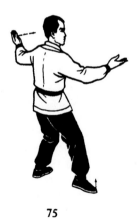

75

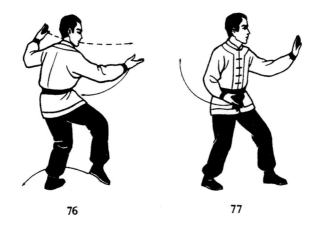

76 77

4) Wie 2), nur sind links und rechts vertauscht. (Abb. 76, 77)

5) Wie 3), nur sind links und rechts vertauscht. (Abb. 78)

6) Wie 2). (Abb. 79, 80)

Zur Erinnerung:

Die nach vorn stoßende Hand nicht strecken, die zurückgezogene Hand nicht gerade, sondern in einer Kurve zurückziehen. Beim Nach-vorn-Stoßen die Bewegung mit entspannten Hüften aus der Körpermitte heraus machen, beide Hände, ohne daß sie starr wirken, gleichmäßig schnell bewegen. Beim Zurücktreten zuerst mit dem Fußballen den Boden berühren, dann nach und nach die ganzen Sohle fest aufsetzen. Den linken Fuß beim Zurücknehmen schräg nach links drehen, den rechten schräg nach rechts. Beim Rückwärtsgehen keine Auf- und Abbewegungen machen und den Körper aufrecht halten. Das vordere Knie beim Bogenschritt nicht anspannen. Bei der folgenden Körperbewegung die Augen zuerst nach links, dann 90 Grad nach rechts drehen, bevor sie auf die vordere Hand gerichtet sind.

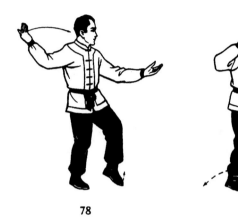

78 79

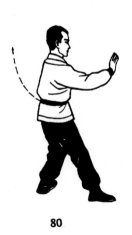

80

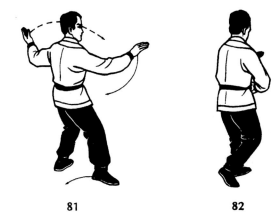

81   82

Figur 18: Indirekter Flug

1) Den Rumpf leicht nach links drehen und die linke Hand im
   Bogen zurück und nach oben schwingen, bis sie mit schräg
   nach oben weisender Handfläche waagerecht ausgestreckt ist.
   Das rechte Handgelenk ist entspannt, die Handballen zeigen
   schräg nach unten. Die Augen bewegen sich mit dem Körper
   nach links zuerst, dann nach vorn auf die rechte Hand.
   (Abb. 81)

2) Die linke Hand beschreibt einen Bogen, und der linke Arm,
   die Handfläche nach unten, kommt waagerecht vor die Brust.
   Die rechte Hand geht im Bogen zum Bauch, die Handflächen
   sind sich gegenüber. Der rechte Fuß, die Zehen am Boden,
   wird neben die linke Ferse gezogen. (Abb. 82)

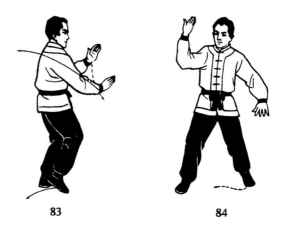

83   84

3) Den Körper auf dem Ballen des linken Fußes nach rechts um seine Achse drehen, den rechten Fuß nach außen setzen und einen Schritt nach vorne rechts machen, der in einen rechten Bogenschritt übergeht. Dabei gehen die Hände in entgegengesetzte Richtungen, die rechte mit schräg aufwärts gerichtetem Handballen hinauf auf Augenhöhe, die linke hinunter neben die linke Hüfte. Die Handfläche weist nach unten, die Finger nach vorn. Die Augen blicken auf die rechte Hand. (Abb. 83, 84)

Zur Erinnerung:

Die Drehung sollte nicht zu schnell, sondern gleichmäßig und elegant sein. Die Richtung dieser Figur, beginnt man mit Blick nach Süden, ist etwa 30 Grad Südwest.

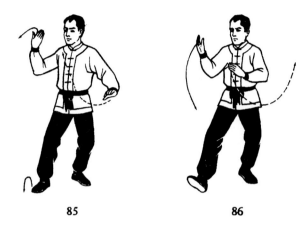

85 86

Figur 19: Die Hände heben

Den linken Fuß einen halben Schritt nach vorn, das Gewicht auf das linke Bein verlagern, dann den rechten Fuß anheben und das Knie leicht beugen und im rechten Bogenschritt mit der Ferse aufsetzen. Dabei die rechte Handfläche ein wenig nach rechts auf Höhe der Augenbrauen senken, die Handfläche zeigt nach links. Die linke Hand geht an der Innenseite des rechten Ellbogens hoch bis zur Brust, so daß die Handflächen zueinander stehen. Die Augen blicken auf die rechte Hand. (Abb. 85, 86)

Zur Erinnerung:

Wie Figur 5.

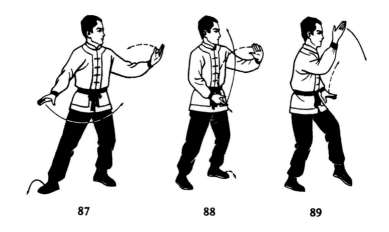

87 88 89

Figur 20: Der weiße Kranich spreizt die Flügel

Bewegungen und zu beachtende Punkte wie bei Figur 6. (Abb. 87–89)

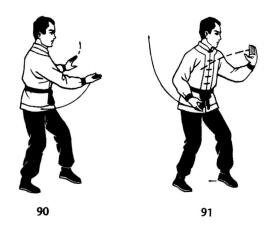

90   91

Figur 21: Das Knie streifen und den Schritt drehen

Bewegungen und zu beachtende Punkte wie bei Figur 7. (Abb. 90–93)

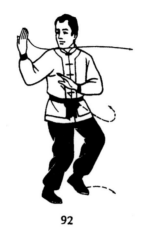

92

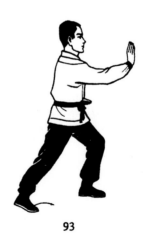

93

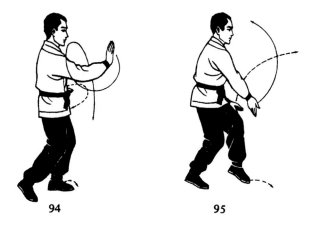

94 95

Figur 22: Nadel auf dem Grund der See

Den rechten Fuß einen halben Schritt nach vorn, das Gewicht
aufs rechte Bein verlagern, den linken Fuß, die Zehen am Boden,
ein wenig nach vorn setzen zu einem linken Hohlschritt. Dabei
dreht der Körper sich etwas nach rechts, die rechte Hand geht vor
dem Körper hinab und hoch neben das rechte Ohr und stößt dann,
wenn der Körper etwas nach links dreht, schräg nach unten.
Die Handfläche zeigt nach links, die Finger nach schräg unten.
Gleichzeitig macht die linke Hand einen Bogen nach vorn und
hinunter neben die linke Hüfte. Die Finger weisen nach vorn, die
Augen sind geradeaus und nach unten gerichtet. (Abb. 94, 95)

Zur Erinnerung:

Den Körper erst nach rechts und dann nach links drehen.
Nicht zu weit vorlehnen oder den Kopf nach vorn beugen.
Das Gesäß einziehen und das linke Knie leicht beugen.

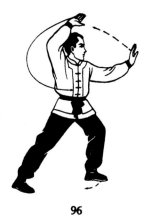

96

Figur 23: Die Arme schnell emporreißen

Den Rumpf leicht nach rechts drehen, den linken Fuß einen Schritt vorwärts setzen zu einem linken Bogenschritt. Dabei die rechte Hand bei gebeugtem Ellbogen über die rechte Schläfe heben. Die Handfläche zeigt schräg nach oben, der Daumen nach unten. Die linke Hand der Brust entlang hoch und mit nach außen gerichteter Handfläche auf Nasenhöhe nach vorn drücken. Die Augen blicken auf die linke Hand. (Abb. 96)

Zur Erinnerung:

Der Rumpf ist zum Abschluß bei entspannter Körpermitte und Hüften in natürlicher Haltung aufgerichtet. Der linke Arm darf nicht durchgestreckt sein. Die Rückenmuskeln sind angespannt. Die Bewegungen der Hände und Beine sind koordiniert, die diagonale Entfernung der Fersen ist beim Bogenschritt nicht mehr als 10 cm.

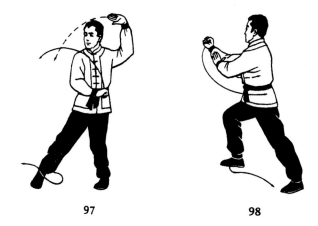

97   98

Figur 24: Wenden, heranschleichen und zuschlagen

1) Das rechte Bein langsam beugen und das Gewicht darauf verlagern, die linken Zehen gehen nach innen. Den Körper nach rechts bewegen, das Gewicht auf das linke Bein verlagern. Dabei schwingt die rechte Hand, zur Faust geballt, nach unten rechts vor den Bauch und in einer Kurve vor die linken Rippen, die Knöchel zeigen nach oben. Die linke Hand mit gerundetem Arm und schräg nach oben zeigender Handfläche über die Stirn heben. Die Augen blicken geradeaus. (Abb. 97)

2) Den Körper weiter nach rechts drehen, den rechten Fuß anheben zu einem Schritt vorwärts schräg nach rechts. Die Zehen etwas nach rechts drehen zu einem Bogenschritt. Dabei die rechte Hand, die Knöchel nach unten gedreht, nach unten stoßen. Die linke Hand fällt von oben neben den rechten Ellbogen. Die Augen blicken auf das rechte Handgelenk. (Abb. 98)

Zur Erinnerung:

Der Bogenschritt und der Stoß mit dem Handrücken sind koordiniert. Der Bogenschritt geht etwa 15 Grad Nordwest.

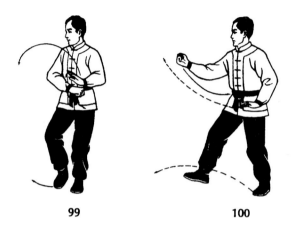

Figur 25: Hochspringen, parieren und zuschlagen

1) Das linke Bein beugen und das Gewicht darauf verlagern. Den Körper leicht nach links drehen und das rechte Bein, die Zehen am Boden, neben das linke ziehen. Dabei die rechte Faust, die Knöchel nach unten gerichtet, nach unten am Bauch vorbeiführen in einem Bogen links neben die linken Rippen. Den linken Arm in einem Bogen zurückziehen und in waagerechter Haltung vor der Brust beugen. Die Handfläche zeigt nach unten, die Augen blicken geradeaus. (Abb. 99)

2) Den Körper um seine eigene Achse nach rechts drehen und den rechten Fuß nach außen bewegen; die Zehen zeigen nach außen. Dabei geht die rechte Faust die Brust entlang und stößt mit dem Handrücken, Knöchel nach unten, nach außen. Die linke Hand sinkt neben die linke Hüfte, der Handballen zeigt nach unten, die Finger nach vorn. Die Augen sind auf die rechte Faust gerichtet. (Abb. 100)

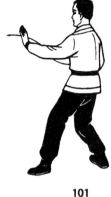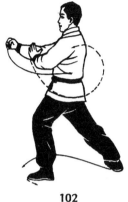

101   102

3) Das Gewicht auf das rechte Bein verlagern und den Körper nach rechts drehen, den linken Fuß einen Schritt vorwärts setzen. Die linke Hand geht in einem Bogen nach oben und macht eine Abwehrbewegung. Die Handfläche zeigt nach vorn und schräg nach unten. Dabei die rechte Faust von rechts in einem Bogen neben die rechte Seite auf Körpermitte zurückziehen. Die Knöchel zeigen nach unten, die Augen sind auf die linke Hand gerichtet. (Abb. 101)

4) Das linke Bein zu einem linken Bogenschritt nach vorn beugen, die rechte Faust, die Knöchel nach rechts, in Brusthöhe ebenfalls nach vorn stoßen, während die linke Hand an den rechten Unterarm herangezogen wird. Die Augen blicken geradeaus. (Abb. 102)

Zur Erinnerung:

Wie Figur 11. Ist man erfahren genug, kann man den rechten Fuß auch, ohne den Boden zu berühren, neben den linken ziehen.

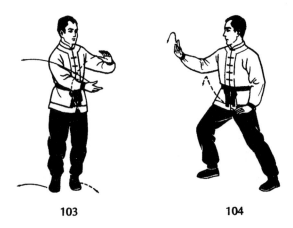

103   104

Figur 26: Hochspringen und den Pfau beim Schwanz packen

1) Das Gewicht leicht nach hinten verlagern, der Körper macht eine halbe Drehung nach links, die Zehen zeigen nach außen. Dabei schwingt die linke Hand nach links hinunter, kommt im Bogen wieder hoch und wird waagerecht vor die Brust gezogen. Die Handfläche zeigt nach unten. Die rechte Faust öffnen und die Hand im Bogen nach unten vor den Bauch führen, wo sie, die Handfläche zeigt aufwärts, mit der linken Hand die Geste des Ballhaltens macht. Den rechten Fuß nach vorn neben den linken setzen. Die Zehen berühren den Boden, die Augen blicken auf die linke Hand. (Abb. 103)

2) Der weitere Ablauf wie bei Figur 3, Abb. 8–17. (Abb. 104–113)

   Zur Erinnerung:

   Wie Figur 3. Ist man erfahren genug, kann der rechte Fuß neben den linken geführt werden, ohne daß die Zehen den Boden berühren.

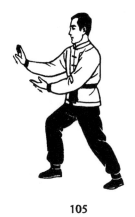

105

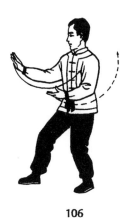

106

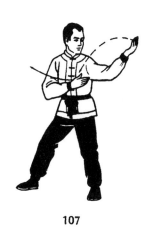

107

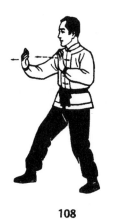

108

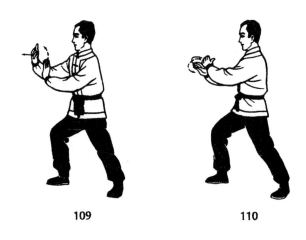

109   110

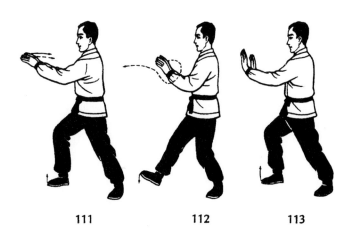

111   112   113

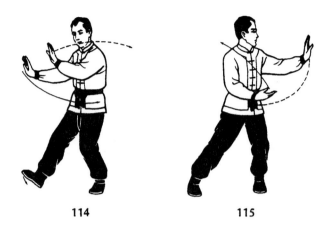

114   115

Figur 27: Der einfache (Peitschen-)Hieb

Bewegungen und zu beachtende Punkte wie bei Figur 4. (Abb 114–118)

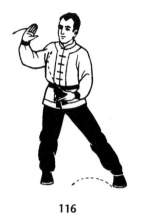

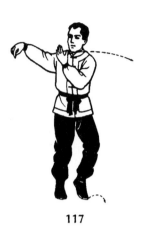

116　　　　　　　　　**117**

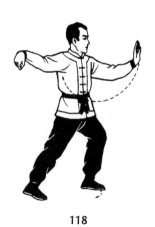

118

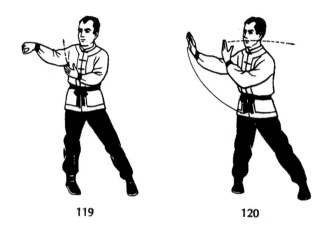

Figur 28: Die Hände wie Wolken bewegen

1) Das Gewicht aufs rechte Bein verlagern, den Körper allmählich nach rechts bewegen, die linken Zehen nach innen wenden. Die linke Hand im Bogen aufwärts am Bauch vorbeiführen vor die rechte Schulter. Die Handfläche ist schräg nach
   innen gedreht. Gleichzeitig die rechte Hand öffnen und die
   Handfläche nach außen drehen. Die Augen ruhen auf der
   linken Hand. (Abb. 119, 120)

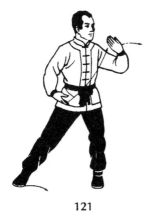 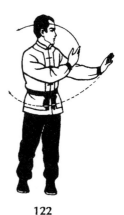

121   122

2) Den Rumpf allmählich nach links drehen und das Gewicht auf das linke Bein verlagern. Die linke Hand nach links im Bogen am Gesicht vorbei führen, die Handfläche dreht sich langsam nach außen. Die rechte Hand geht im Bogen am Bauch vorbei zur linken Schulter, die Handfläche zeigt schräg nach innen. Gleichzeitig den rechten Fuß neben den linken ziehen, so daß sie parallel und 10–20 cm voneinander entfernt stehen. Die Augen blicken auf die rechte Hand. (Abb. 121, 122)

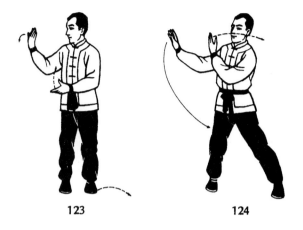

123   124

3) Den Rumpf allmählich nach rechts drehen und das Gewicht auf den rechten Fuß verlagern. Die rechte Hand bewegt sich, Handfläche nach außen, nach rechts am Gesicht vorbei. Die linke Hand geht am Bauch vorbei im Bogen und aufwärts zur rechten Schulter. Der Handballen ist schräg nach innen gedreht. Der linke Fuß macht einen Schritt zur Seite. Die Augen blicken auf die linke Hand. (Abb. 123, 124)

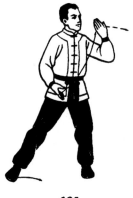 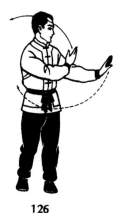

125   126

4) Wie 2). (Abb. 125, 126)
5) Wie 3). (Abb. 127, 128)
6) Wie 2). (Abb. 129, 130)

Zur Erinnerung:

Die Wirbelsäule ist die Achse der Körperdrehungen. Die Körpermitte und die Hüften sind entspannt, ruckartiges Auf und Ab ist zu vermeiden. Die Arme natürlich und gleichmäßig kreisen. Den Körper beim Bewegen der unteren Gliedmaßen ruhig halten. Zuerst mit dem Fußballen auf den Boden, dann den ganzen Fuß fest aufsetzen. Die Augen folgen der Hand, die sich am Gesicht vorbei bewegt. Die Bewegungen müssen fünfmal wiederholt werden. Beim Schlußschritt zur Seite die rechten Zehen leicht nach innen wenden. So ist man für den folgenden „einfachen (Peitschen-)Hieb" bereit.

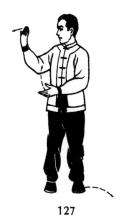

127

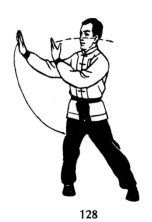

128

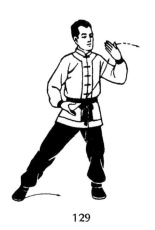

129

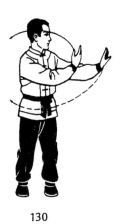

130

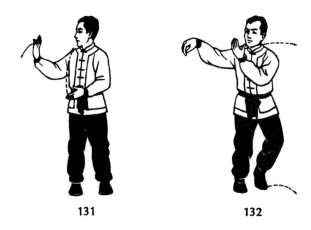

131   132

Figur 29: Der einfache (Peitschen-)Hieb

Zum Abschluß des fünfmaligen „Die Hände bewegen" die rechte Hand auf der rechten Seite nach oben führen und eine „Haken-Hand" bilden. Den linken Fuß nach außen setzen zu einem „einfachen (Peitschen-)Hieb". Alles übrige wie in Figur 4. (Abb. 131–133)

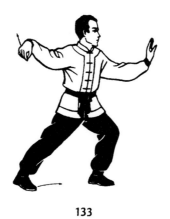

133

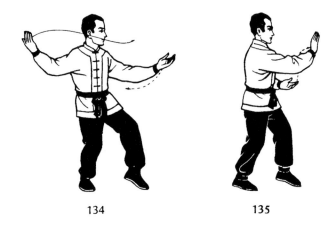

134   135

Figur 30: Tätscheln des Pferdes von oben

1) Den rechten Fuß einen halben Schritt vorwärts setzen, den Körper leicht nach rechts drehen und das Gewicht nach und nach auf das rechte Bein verlagern. Die rechte „Haken-Hand" öffnen, beide Handflächen nach oben drehen. Die Ellbogen sind leicht gebeugt, die linke Ferse wird mehr und mehr angehoben. Die Augen blicken geradeaus nach links. (Abb. 134)

2) Den Rumpf leicht nach links vorne wenden. Die rechte Hand, am rechten Ohr vorbei, stößt nach vorn, die Handfläche zeigt nach außen, die Finger weisen in Augenhöhe nach oben. Die linke Hand, die Handfläche aufgerichtet, kommt vor die linke Hüfte. Dabei den linken Fuß zu einem linken Hohlschritt leicht vorwärts bewegen, die Zehen berühren den Boden. Die Augen blicken auf die rechte Hand. (Abb. 135)

Zur Erinnerung:

Den Rumpf aufrecht und entspannt halten, die Schultern hängen herab. Der rechte Ellbogen ist leicht nach unten gebeugt. Den Körper nicht aufrichten oder einknicken lassen, wenn das Gewicht auf das rechte Bein verlagert wird.

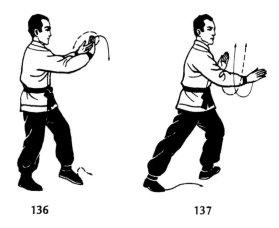

136   137

Figur 31: Rechter Tritt

1) Die Hände kreuzen, indem die linke Hand, Handfläche nach
oben, angehoben und über den Rücken des rechten Handgelenks ausgestreckt wird. Dann die Hände trennen. Jede auf
der jeweiligen Körperseite im Bogen nach unten bewegen, die
Handflächen allmählich nach unten wenden und dann vor
dem Körper wieder kreuzen, diesmal mit nach innen zeigen-
den Handflächen. Dabei den linken Fuß einen Schritt vorwärts nach links setzen, die Zehen nach außen, zu einem
Bogenschritt. Den rechten Fuß neben den linken ziehen, die
Zehen berühren den Boden. Die Augen blicken nach rechts.
(Abb. 136–138)

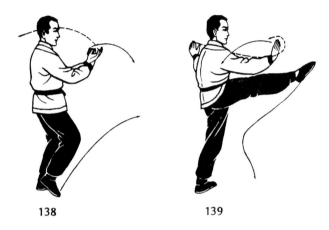

138   139

2) Beide Arme trennen sich in entgegengesetzter Richtung im
Bogen und werden waagerecht, die Ellbogen leicht gebeugt,
zur Seite hin ausgestreckt. Die Handflächen zeigen nach außen. Dabei das im Knie gebeugte rechte Bein anheben und das
Schienbein langsam nach vorn stoßen, die Zehen sind nach
unten gerichtet. Die Augen blicken auf die rechte Hand.
(Abb. 139)

Zur Erinnerung:

Auf das Gleichgewicht achten, weder vor- noch zurücklehn-
en. Die Handgelenke befinden sich auf Höhe der Schultern,
die, werden die Hände getrennt, mit den Ellbogen herabsin-
ken. Der linke Fuß ist leicht gebogen, wenn der rechte nach
vorn stößt. Die Haltung des rechten Arms sollte mit der des
rechten Beines korrespondieren, die Ausrichtung ist etwa 30
Grad Südost. Das Trennen der Hände und Füße muß gut
koordiniert sein.

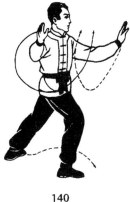 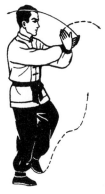

140   141

Figur 32: Linker Tritt

1) Das rechte Bein zurückziehen und dann im Bogenschritt
   vorwärts nach rechts setzen mit Blick nach halbrechts. Die
   linke Hand kommt von links vor die Brust und wird, Handfläche nach oben, nach vorn über die rechte Hand gestreckt.
   Beide Hände in entgegengesetzter Richtung trennen, sie in
   einer Kurve an der jeweiligen Körperseite nach unten führen
   und vor dem Körper wieder kreuzen, die linke Hand vor der
   rechten, beide Handflächen zeigen zum Körper. Dabei den
   linken Fuß, Zehen am Boden, neben den rechten ziehen. Die
   Augen blicken nach vorn links. (Abb. 140, 141)

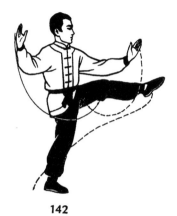

142

2) Beide Arme im Bogen in entgegengesetzter Richtung trennen und, die Ellbogen leicht gebeugt, waagerecht zur Seite ausstrecken. Die Handflächen zeigen nach außen. Dabei das im Knie gebeugte linke Bein anheben und das Schienbein vorstoßen. Die Zehen sind nach unten gerichtet, die Augen ruhen auf der linken Hand. (Abb. 142)

Zur Erinnerung:

Ablauf wie in der vorherigen Figur, nur links und rechts sind vertauscht. Die Richtung ist etwa 30 Grad Nordwest.

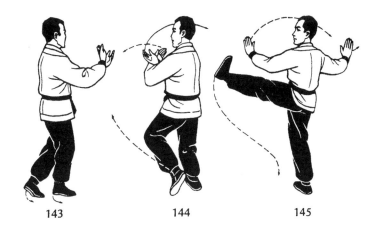

143   144   145

Figur 33: Drehung und linker Tritt

1) Den linken Fuß mit den Zehen hinter dem rechten aufsetzen.
   Dabei schwingen beide Hände nach unten vor den Bauch, die
   linke vor der rechten. Beide Handflächen weisen zum Körper,
   die Augen blicken auf die linke Hand. (Abb. 143)

2) Den Körper entgegen dem Uhrzeigersinn auf dem Ballen des
   rechten Fußes drehen. Beide Hände heben und vor der Brust
   kreuzen. Sie dann in entgegengesetzter Richtung im Bogen
   trennen und mit leicht gebeugten Ellbogen auf Schulterhöhe
   seitwärts ausstrecken. Die Handflächen sind nach außen
   gewendet. Dabei das im Knie gebeugt linke Bein anheben und
   mit der Ferse voran nach links vorstoßen. Die Augen blicken
   auf die linke Hand. (Abb. 144, 145)

Zur Erinnerung:

Der Körper ist aufrecht und im Gleichgewicht. Beide
Handgelenke befinden sich auf Schulterhöhe, wenn die Hände
getrennt sind. Der linke Arm und das linke Bein stimmen in der
Haltung überein. Beginnt man mit Blick nach Süden, geht der
Fußstoß genau nach Westen. Das Trennen der Hände muß mit
dem Fußstoß koordiniert sein.

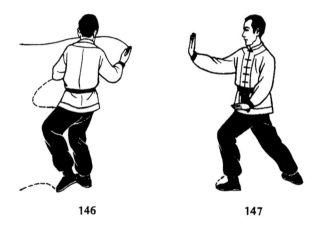

146   147

Figur 34: Das Knie streifen und den Schritt drehen

1) Den linken Fuß aufsetzen und einen Schritt schräg vorwärts nach links zu einem linken Bogenschritt machen. Dabei den linken Arm im Ellbogen beugen und die linke Hand im Bogen zur rechten Schulter ziehen. Die rechte Handfläche ist nach oben gedreht. Dann streift die linke Hand leicht das linke Knie auf dem Weg links neben die Hüfte. Die rechte Hand neben dem rechten Ohr nach vorn drücken. Die Augen blikken auf die rechte Hand. (Abb. 146, 147)

2) Der weitere Ablauf wie Figur 9, 3) und 4). (Abb. 148–151)

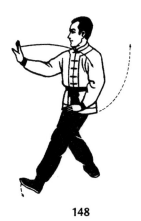

148

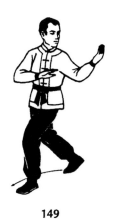

149

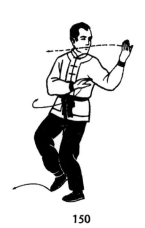

150

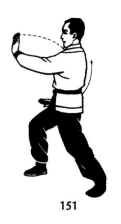

151

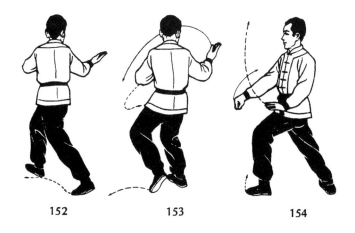

| 152 | 153 | 154 |

Figur 35: Hochspringen und nach unten schlagen

Das Körpergewicht ein wenig zurückverlagern, die rechten Zehen etwas nach außen wenden und den Körper nach rechts drehen. Dabei geht die linke Hand zurück vor die rechte Schulter; die rechte Hand, von hinten kommend, wird angehoben und bildet eine Faust. Den linken Fuß einen Schritt vorwärts zum linken Bogenschritt setzen. Die linke Hand kommt, leicht das linke Knie streifend, neben die linke Hüfte; die rechte Faust stößt, schräg vorwärts, nach unten. Die Knöchel zeigen nach oben, die Augen blicken geredeaus und nach unten. (Abb. 152–154)

Zur Erinnerung:

Der Körper ist aufrecht, und Körpermitte und Hüften sind entspannt. Die rechte Schulter darf nicht mit dem Stoß hinuntergehen.

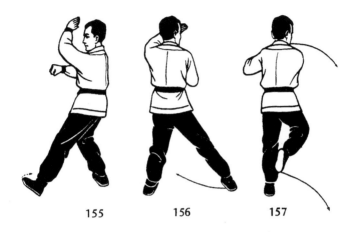

155   156   157

Figur 36: Die weiße Schlange zeigt die Zunge

1) Das Gewicht nach hinten verlagern, die rechte Faust, den Unterarm quer zur Brust und die Knöchel nach unten, hochziehen. Die linke Hand im Bogen vor die Stirn führen. Dabei die linken Zehen nach innen wenden und den Körper nach rechts drehen, das Gewicht auf das linke Bein verlagern und den rechten Fuß zurückziehen zu einem kleinen Schritt zurück nach rechts. Das Knie ist gebeugt, die Zehen weisen etwas nach rechts, das Gewicht ruht noch hauptsächlich auf dem linken Bein. Gleichzeitig die rechte Faust mit dem Handrücken voran vorstoßen in die Richtung des rechten Fußes. Die Knöchel zeigen nach unten, der Ellbogen ist nach unten gebeugt. Die linke Hand, Handfläche nach unten, sinkt innen am rechten Unterarm herab. Die Augen blicken auf die rechte Faust. (Abb. 155–158)

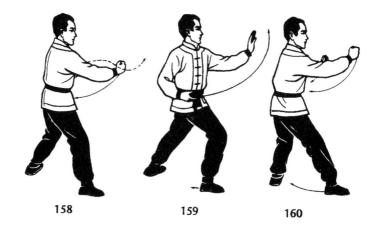

158   159   160

2) Die linke Hand, die Handfläche nach vorn, vor die rechte Faust strecken. Die Faust öffnen und die Hand, Handballen nach oben, neben die rechte Seite zur Körpermitte zurückziehen. Dabei das rechte Bein nach vorn zu einem rechten Bogenschritt beugen. Die Augen ruhen auf der linken Hand. (Abb. 159)

3) Das Gewicht auf das linke Bein zurückverlagern und den rechten Fuß etwas zurücknehmen zu einem rechten Hohlschritt. Die Ferse ein wenig anheben. Dabei die rechte Hand zur Faust ballen und in Brusthöhe unter der linken nach vorn stoßen. Die Knöchel zeigen nach rechts. Die linke Hand an die Innenseite des rechten Unterarms ziehen. Die Augen sind auf die rechte Faust gerichtet. (Abb. 160)

Zur Erinnerung:

Den Körper aufrecht halten. Die linke Hand in einer leichten Rechtskurve herausdrücken. Beim Vorstoßen darf der rechte Arm nicht starr sein, Schultern und Ellbogen hängen lassen. Die Zehen etwas anheben, bevor der rechte Fuß zurückgezogen wird und auf das Gleichgewicht achten. Beginnt man nach Süden, ist die Richtung dieser Figur etwa 15 Grad Südost.

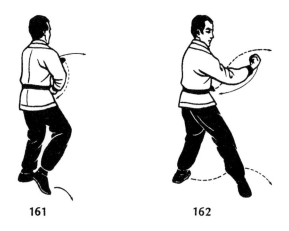

161 162

Figur 37: Hochspringen, parieren und zuschlagen

Den Körper nach links drehen und die rechte Faust nach unten am Bauch vorbeiführen und wieder hochziehen auf die linke Seite der Körpermitte, die Knöchel nach oben. Den rechten Fuß, die Zehen am Boden, neben den linken ziehen. Die linke Handfläche geht, aufwärts weisend, zurück und dann nach oben, wird nach vorne gewandt und zeigt letztlich, der linke Unterarm ist vor der Brust horizontal gebeugt, nach unten. Im weiteren Ablauf wie Figur 11, 2)–4). (Abb. 161–164)

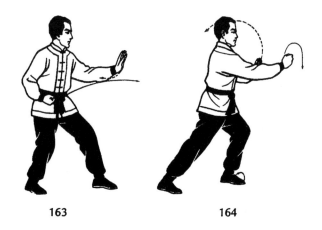

163   **164**

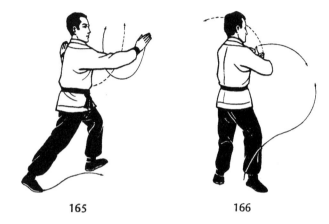

165 166

Figur 38: Tritt mit der rechten Ferse

1) Beide Hände hochziehen, ausbreiten, in einem Bogen nach unten führen und vor der Brust kreuzen, die rechte Hand vor der linken, die Handflächen nach innen. Das Gewicht etwas zurückverlagern, die linken Zehen etwas nach außen wenden. Dann das Gewicht aufs linke Bein und den rechten Fuß, die Zehen am Boden, einen Schritt vorwärts neben den linken setzen. Die Augen blicken nach rechts und schräg nach vorn. (Abb. 165, 166)

2) Das rechte Bein, im Knie gebeugt, anheben und den rechten Fuß langsam schräg vor nach rechts stoßen. Die Zehen zeigen nach hinten. Dabei die Hände in entgegengesetzter Richtung trennen, bis die Arme mit leicht gebeugten Ellbogen ausgebreitet sind. Die Augen blicken auf die rechte Hand. (Abb. 167)

Zur Erinnerung:

Wie in Figur 31, nur ist die Kraft des Fußstoßes auf die Ferse konzentriert.

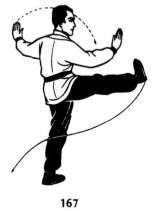

167

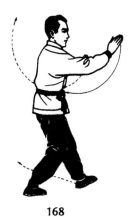

168

**Figur 39: Von links an den zahmen Tiger heranschlei-
chen**

1) Den rechten Fuß im Kreuzschritt hinter die linke Ferse
   setzen, die linke Hand in einem Bogen von links nach rechts
   vor dem Körper neben den rechten Unterarm führen. Die
   Augen blicken auf die rechte Hand. (Abb. 168)

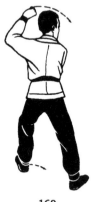

169

2) Das linke Bein, im Knie gebeugt, anheben, den linken Fuß
einen Schritt zur Seite setzen. Dabei den Rumpf entgegen des
Uhrzeigersinns zurückbewegen, das linke Knie zu einem linken Bogenschritt beugen und beide Hände nach unten vor den
Bauch und wieder hoch nach links bewegen. Die rechte Hand,
die Knöchel weisen aufwärts, vor der linken Brustseite zur
Faust ballen. Die linke Hand ist, ebenfalls zur Faust geballt,
oberhalb der linken Schläfe und befindet sich mit nach hinten
weisenden Knöcheln in einer vertikalen Linie zur rechten.
Den Blick mit der Bewegung des Körpers drehen und dann
nach vorn und nach schräg rechts richten. (Abb. 169)

Zur Erinnerung:

Der Abstand zwischen den gekreuzten Füßen muß kontrol-
liert sein, der linke Bogenschritt vertikal zur diagonalen
Achse verlaufen. Beginnt man in Blickrichtung Süden, geht
der linke Bogenschritt genau nach Norden, der Körper zeigt
nach Nordosten. Beide Arme sind gerundet und entspannt,
wie auch die Körpermitte und die Hüften beim Bogenschritt.

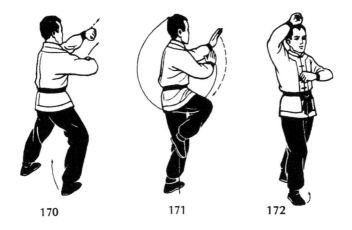

170　　　　171　　　　172

Figur 40: Von rechts an den zahmen Tiger heranschleichen

Das Gewicht zurückverlagern, die linken Zehen nach innen wenden und den Rumpf nach rechts drehen. Dabei das Gewicht wieder auf das linke Bein verlagern. Das rechte Knie anheben, den rechten Fuß einen Schritt zur Seite setzen und das Bein zu einem rechten Bogenschritt beugen. Dabei beide Fäuste öffnen, die Hände nach unten vor den Bauch führen und im Bogen nach rechts oben. Die linke Hand vor der rechten Brust, die Knöchel nach oben, wieder zur Faust schließen, und auch die rechte bildet mit nach hinten weisenden Knöcheln oberhalb der rechten Schläfe wieder die Faust. Beide Fäuste befinden sich auf einer vertikalen Linie. Die Augen blicken nach links und schräg nach vorn. (Abb. 170-172)

Zur Erinnerung:

Wie bei Figur 39 nur ohne Kreuzschritt, links und rechts sind vertauscht. Der Bogenschritt geht nach Süden genau, der Körper nach Südosten.

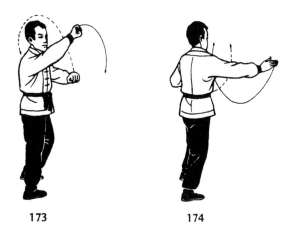

173   174

Figur 41: Volle Drehung und Tritt mit der rechten Ferse

1) Das linke Knie beugen und die rechten Zehen nach innen
   wenden. Den Körper, die linken Zehen nach außen, nach links
   drehen und das Gewicht aufs linke Bein verlagern. Die linke
   Faust mit der Drehung des Körpers anheben, beide Arme
   trennen und ausbreiten, die Fäuste öffnen. Die Hände wieder
   zusammenbringen und vor der Brust kreuzen, die rechte
   Hand vor der linken, die Handflächen zeigen nach innen.
   Dabei wird der rechte Fuß, die Zehen am Boden, neben den
   linken gezogen. Die Augen blicken nach vorn und schräg nach
   rechts. (Abb. 173–175)

Zur Erinnerung:

Wenn der Körper nach links dreht und das Gewicht auf
beiden Beinen ruht, die linken Zehen natürlich vorstrecken.

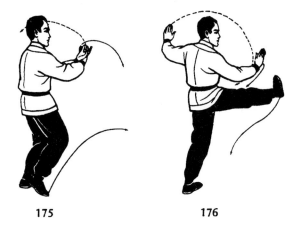

175   176

2) Der Tritt mit der rechten Ferse ist wie bei Figur 38. (Abb. 176)

Zur Erinnerung:

Wie in Figur 31, nur ist die Kraft auf die Ferse konzentriert.

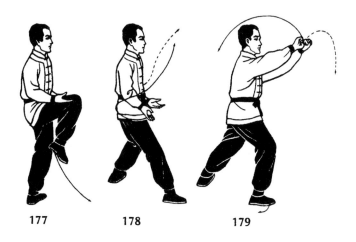

177   178   179

Figur 42: Die Ohren des Gegners mit beiden Fäusten schlagen

1) Das rechte Bein, im Knie gebeugt, anheben, die linke Hand von hinten hoch führen und vor dem Körper nach vorne drehen. Beide Handflächen zeigen nach oben und gehen im Bogen zu beiden Seiten des rechten Knies. Die Augen blicken nach vorn. (Abb. 177)

2) Den rechten Fuß schräg nach rechts vorn setzen, das Gewicht zu einem rechten Bogenschritt nach vorn verlagern und den Blick nach vorn und schräg rechts richten. Dabei beide Hände herablassen und allmählich zu Fäusten ballen, die sich seitwärts wenden und dann von den Seiten nach vorn in einer Zangenbewegung auf Ohrhöhe gehen. Die Knöchel zeigen schräg aufwärts. Der Abstand der Fäuste beträgt etwa 10–20 cm. Die Augen blicken auf die rechte Faust. (Abb. 178, 179)

Zur Erinnerung:

Zum Abschluß sind Kopf und Nacken aufrecht, Körpermitte, Hüften entspannt, Fäuste locker zusammengepreßt. Schultern sind locker, die Ellbogen hängen leicht gebeugt herab. Beginnt man mit Blick nach Süden, ist die Richtung Südosten.

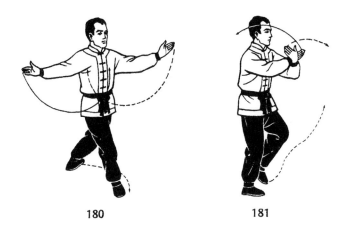

180   181

Figur 43: Tritt mit der linken Ferse

1) Das Gewicht zurückverlagern und die rechten Zehen nach
   außen wenden. Beide Fäuste öffnen, die Arme ausbreiten, in
   einem Bogen nach unten führen und vor der Brust kreuzen.
   Die linke Hand liegt vor der rechten, die Handflächen zeigen
   nach innen. Dabei das Gewicht auf das rechte Bein zurück
   verlagern und den linken Fuß, Zehen am Boden, neben den
   rechten ziehen. Die Augen blicken schräg vorwärts nach links.
   (Abb. 180, 181)

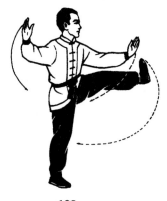

182

2) Die Arme mit leicht gebeugten Ellbogen und nach außen weisenden Handflächen langsam wieder ausbreiten. Dabei das linke Bein langsam anheben zu einem Tritt schräg nach links. Die Zehen zeigen nach hinten, die Augen blicken auf die linke Hand. (Abb. 182)

Zur Erinnerung:

Wie Figur 32, nur die Richtung geht genau nach Osten, wenn man nach Süden hin beginnt.

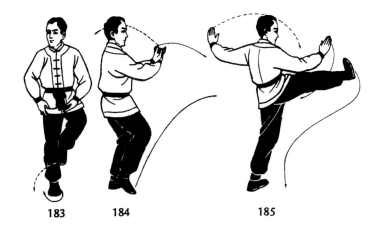

183   184   185

Figur 44: Drehung und Tritt mit der rechten Ferse

1) Das linke Bein, im Knie gebeugt, anheben und den linken Fuß außen neben den rechten setzen. Dabei den Körper auf den rechten Zehen um 270 Grad nach rechts drehen. Mit Aufsetzen des linken Fußes das Gewicht auf das linke Bein verlagern und die rechte Ferse leicht anheben. Gleichzeitig beide Hände im Bogen hinabführen und vor der Brust kreuzen, die rechte vor der linken. Die Augen blicken schräg rechts nach vorn. (Abb. 183, 184)

2) Beide Arme, die Ellbogen leicht gebeugt, ausbreiten. Die Handflächen zeigen nach außen. Dabei das rechte, im Knie gebeugte Bein anheben und mit dem rechten Fuß langsam schräg nach rechts treten. Die Zehen weisen nach hinten, die Augen blicken auf die rechte Hand. (Abb. 185)

Zur Erinnerung:

Wie in Figur 43, nur sind rechts und links vertauscht. Der Tritt zielt genau nach Osten.

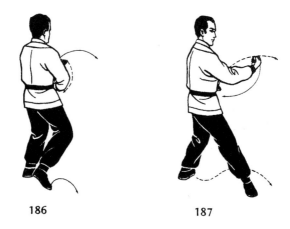

186   187

Figur 45: Hochspringen, parieren und zuschlagen

1) Das rechte Bein, im Knie gebeugt, anheben und mit nach
außen gewandten Zehen, die zuerst aufsetzen, einen Schritt
vorwärts machen. (Ist man erfahren genug, kann man den
Schritt auch machen, ohne den Boden zu berühren.) Gleichzeitig sinkt die rechte Hand, zur Faust geballt, hinab und wird
am Bauch, den Handrücken voraus, vom Körper fortgestoßen.
Die Knöchel zeigen nach unten. Die linke Hand, den Ellbogen
gebeugt, an die linke Körperseite zurückziehen. Die Handfläche zeigt nach unten, die Augen blicken auf die rechte Faust.
(Abb. 186, 187)

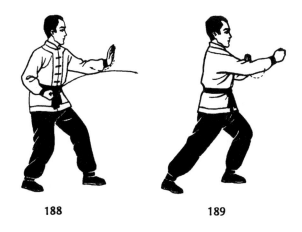

188   189

2) Alles weitere wie Figur 11, 3) und 4). (Abb. 188, 189)
Zur Erinnerung:
Wie Figur 11.

Figur 46: Die Reihen sichtbar schließen

Wie Figur 12. (Abb. 190–193)

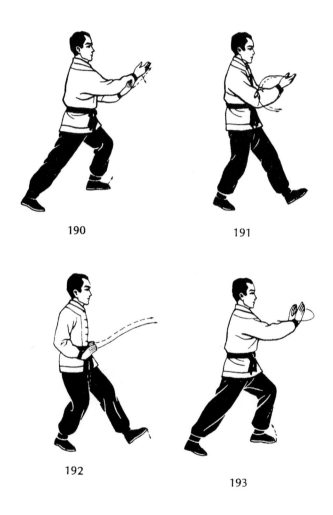

190

191

192

193

Figur 47: Die Hände kreuzen

Wie Figur 13. (Abb. 194–197)

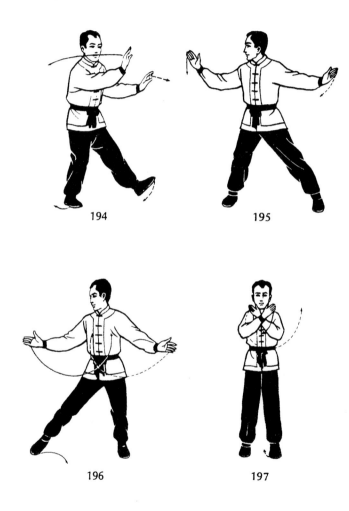

194   195

196   197

Figur 48: Rückkehr zum Berg mit dem Tiger

Wie Figur 14. (Abb. 198, 199)

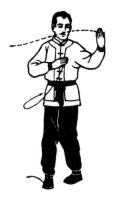

198

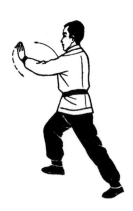

199

Figur 49: Den Pfau indirekt beim Schwanz packen

Wie Figur 15. (Abb. 200–205)

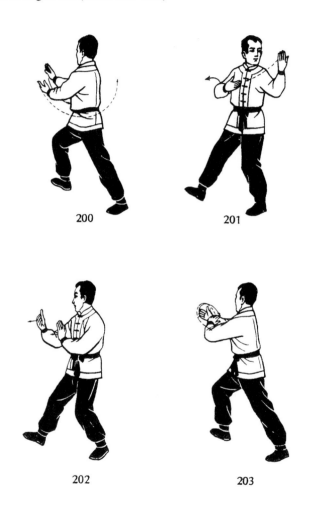

200

201

202

203

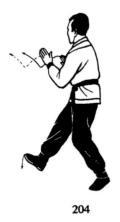 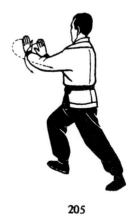

204   205

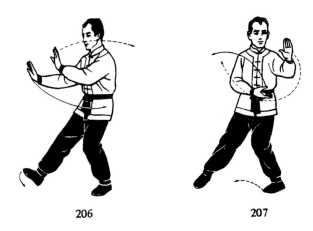

Figur 50: Einfacher (Peitschen-)Hieb mit Seitwärts-Schritt

Wie Figur 4, nur den linken Fuß einen Schritt nach Süden zu einem linken Bogenschritt setzen. Die Richtung ist senkrecht zur Körperachse mit dem Gesicht nach Süden. (Abb. 206–209)

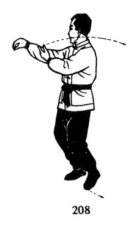

208

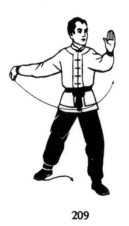

209

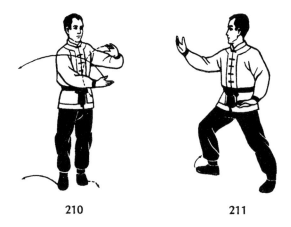

210   211

Figur 51: Die Mähne des Wildpferdes teilen — links und rechts

1) Das Gewicht leicht auf das linke Bein verlagern und den Körper leicht nach links bewegen. Den linken Arm horizontal vor die Brust ziehen, die rechte „Haken-Hand" öffnen und in einem Bogen den Körper entlang unter die linke führen zur Geste des Ballhaltens. Die linke Handfläche zeigt auf Brusthöhe nach unten, die rechte auf Höhe der Körpermitte nach oben. Dabei wird der rechte Fuß, die Zehen am Boden, neben den linken gezogen. (Abb. 210)

2) Den Rumpf leicht nach rechts drehen und den rechten Fuß einen Schritt vorwärts schräg nach rechts setzen, während die linke Ferse — unbewegt — zurückbleibt und das linke Bein zu einem rechten Bogenschritt durchgedrückt ist. Dabei den Rumpf weiter nach rechts und beide Hände nach und nach trennen, bis die rechte, die Handflächen schräg nach oben, den Ellbogen leicht gebeugt, sich vor den Augen befindet und die linke, den Ellbogen ebenfalls leicht gebeugt, die Handfläche nach unten, Finger nach vorn, neben linke Hüfte sinkt. Die Augen sind auf rechte Hand gerichtet. (Abb. 211)

123

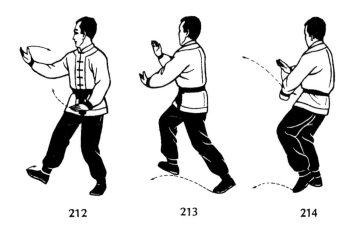

| 212 | 213 | 214 |

3) Den Rumpf allmählich zurückziehen, das Gewicht aufs linke
Bein verlagern und die rechten Zehen, leicht nach außen
weisend, aufrichten (etwa 45–60 Grad). Die rechte Sohle fest
auf den Boden aufsetzen, dabei das rechte Bein langsam nach
vorn beugen, den Körper nach rechts drehen und das Gewicht
wieder auf das rechte Bein verlagern. Gleichzeitig den rechten
Arm waagerecht vor die Brust ziehen, die Handfläche nach
unten. Die linke Hand kommt in einem Bogen unter der
rechten hoch zur Geste des Ballhaltens. Den linken Fuß, die
Zehen am Boden, neben den rechten ziehen. Die Augen
blicken auf die rechte Hand. (Abb. 212–214)

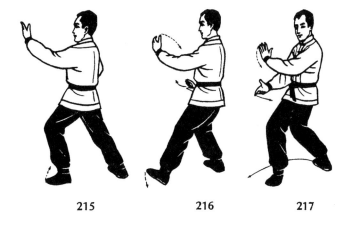

215 216 217

4) Das linke Bein schräg nach links vorn bewegen, so daß das rechte Bein zu einem linken Bogenschritt ausgestreckt ist. Dabei beide Hände, wenn der Rumpf nach links dreht, allmählich trennen, bis die linke sich, die Handfläche zeigt schräg aufwärts, der Ellbogen ist leicht gebeugt, vor den Augen befindet, und die rechte neben die rechte Hüfte sinkt; der Ellbogen ist ebenfalls leicht gebeugt, die Handfläche aber weist nach unten, die Finger zeigen nach vorn. Die Augen blicken auf die linke Hand. (Abb. 215)

5) Wie 3), nur sind links und rechts vertauscht. (Abb. 216–218)

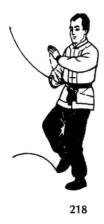 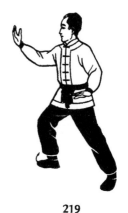

218   219

6) Wie 4), nur sind links und rechts vertauscht. (Abb. 219)

Zur Erinnerung:

Man darf sich nicht vor- oder zurücklehnen, die Brust muß
völlig entspannt sein. Die Arme, auch wenn sie getrennt sind,
bleiben gerundet. Der Körper bewegt sich mit dem Wirbel-
säulenbereich als Achse. Beim Bogenschritt ist die diagonale
Entfernung der Fersen etwa 30 cm. Der Bogenschritt und das
Trennen der Hände erfolgen zusammen bei gleichbleibender
Geschwindigkeit. Beim Vorwärtsschritt braucht der Fuß den
Boden nicht berühren, aber er muß die Innenseite des tragen-
den Fußes passieren, um das Gleichgewicht zu halten.

126

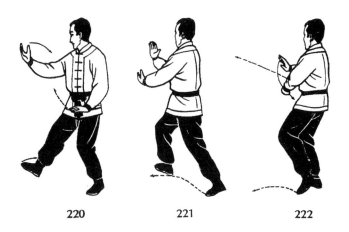

| 220 | 221 | 222 |

Figur 52: Hochspringen und den Pfau beim Schwanz packen

1) Den Rumpf zurücknehmen und das Gewicht auf das linke Bein verlagern. Die rechten Zehen sind nach oben und leicht nach außen gewandt. Dann das rechte Bein nach vorn beugen, den Körper nach rechts drehen und das Gewicht auf das rechte Bein verlagern. Dabei die rechte Handfläche nach unten wenden und die Hand mit horizontal gebeugtem Arm vor die Brust ziehen. Die linke Hand am Bauch vorbei nach oben rechts in einem Bogen unter die rechte Hand ziehen zur Geste des Ballhaltens. Den linken Fuß, die Zehen am Boden, einen Schritt nach vorn neben den rechten Fuß setzen. Die Augen blicken auf die rechte Hand. (Abb. 220–222)

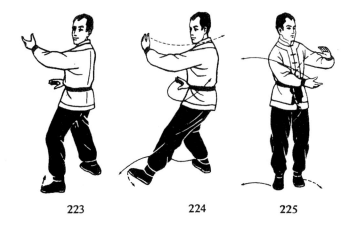

223   224   225

2) Den linken Fuß einen Schritt vorwärts schräg nach links
    setzen zu einem linken Bogenschritt. Den linken Arm mit
    dem Handrücken voran auf Schulterhöhe schräg nach links
    vorstoßen, die rechte Hand sinkt mit nach unten weisender
    Handfläche rechts neben die rechte Hüfte. Die Augen blicken
    auf den linken Unterarm. (Abb. 223)

3) Den Rumpf zurücknehmen und die linken Zehen mit dem
    Körper nach links drehen. Dabei die linke Handfläche nach
    unten wenden und die Hand mit horizontal gebeugtem Arm
    vor die Brust ziehen. Die rechte Hand in einem Bogen am
    Bauch vorbei zur Geste des Ballhaltens führen. Den rechten
    Fuß einen Schritt nach vorn neben den linken setzen, die
    Zehen berühren den Boden. Die Augen sind auf die linke
    Hand gerichtet. (Abb. 224, 225) Der Rest wie Figur 26. (Abb.
    226–234) Bei genügender Erfahrung kann der Fuß nach vorn
    bewegt werden, ohne den Boden zu berühren.

128

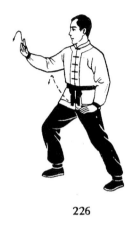

226

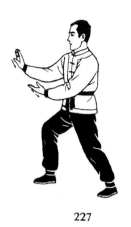

227

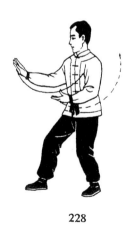

228

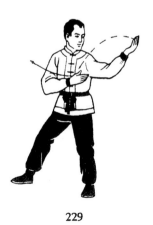

229

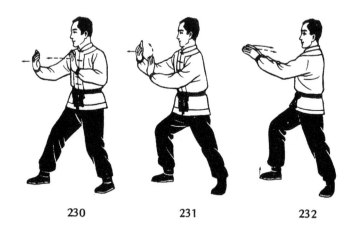

230   231   232

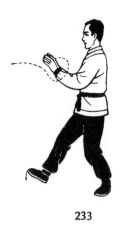

233

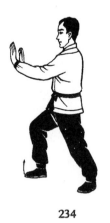

234

Figur 53: Der einfache (Peitschen-)Hieb

Wie Figur 4. (Abb. 235–239)

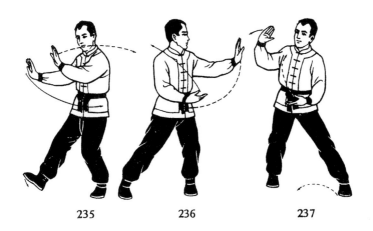

235   236   237

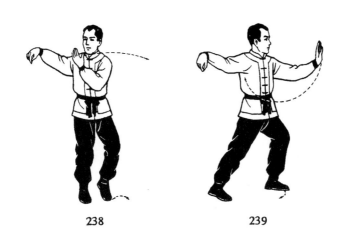

238   239

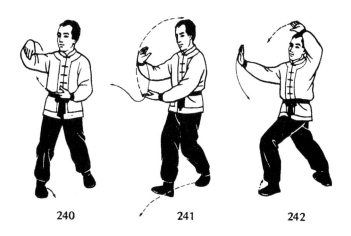

240   241   242

Figur 54: Arbeit am Weberschiffchen (an vier Ecken)

1) Das Gewicht leicht nach hinten verlagern und die linken Zehen nach innen wenden. Dann das Gewicht wieder auf das linke Bein verlagern und die rechte Ferse auf den Zehen nach innen drehen. Den Körper nach rechts und zurück drehen. Dadurch kommen die beiden gebeugten Beine über Kreuz. Dabei die rechte Hand öffnen, die Handfläche zeigt nach unten, und den Arm, horizontal gebeugt, vor die Brust ziehen. Die linke Hand geht in einem Bogen von links vor den Bauch. Die Handfläche zeigt nach oben, die zueinander stehenden Handflächen bilden die Geste des Ballhaltens. Dann den linken Fuß einen Schritt schräg vorwärts nach links setzen zu einem linken Bogenschritt und die linke Hand mit schräg aufwärts weisender Handfläche vor die linke Schläfe heben. Die rechte Hand auf Nasenhöhe nach vorn drücken. Die Augen blicken auf die rechte Hand. (Abb. 240–242)

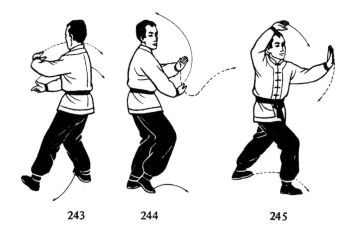

243   244   245

2) Das Gewicht auf das rechte Bein verlagern und die linken Zehen nach innen wenden. Den Körper nach rechts und zurück drehen und das Gewicht wieder auf das linke Bein verlagern. Den rechten Fuß neben den linken ziehen, die Ferse leicht anheben dabei. Gleichzeitig sinkt die linke Hand mit horizontal gebeugtem Arm vor die Brust, die rechte Hand geht mit aufwärts zeigender Handfläche zum Bauch hinunter. Beide Handflächen bilden wieder die Geste des Ballhaltens. Dann den Körper im Uhrzeigersinn auf den linken Zehen drehen und den rechten Fuß einen Schritt vorwärts schräg nach rechts setzen, so daß das Bein zu einem rechten Bogenschritt gebeugt wird. Die rechte Hand vor die rechte Schläfe heben. Die Handfläche zeigt schräg nach oben, die linke Hand drückt nach vorn. (Abb. 243-245)

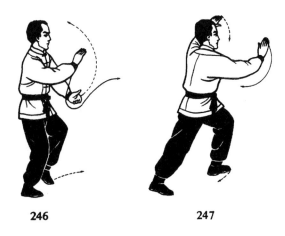

246   **247**

3) Das Gewicht wieder leicht zurückverlagern, die rechten Ze-
hen etwas nach außen drehen. Sofort das Gewicht wieder auf
das rechte Bein verlagern und den linken Fuß, die Zehen am
Boden, einen Schritt neben den rechten setzen. Die linke
Hand im Bogen, die Handfläche zeigt aufwärts, vor den Bauch
führen. Die rechte Hand sinkt mit dem Unterarm vor die
Brust, die Handfläche zeigt nach unten und bildet mit der
linken die Geste des Ballhaltens. Dann den linken Fuß einen
Schritt vorwärts schräg nach links setzen zu einem linken
Bogenschritt, die linke Hand mit schräg aufwärts zeigender
Handfläche vor die linke Schläfe heben und die rechte Hand
nach vorn drücken. Die Augen blicken auf die rechte Hand.
(Abb. 246, 247)

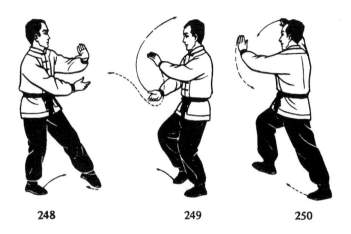

248   249   250

4) Das Gewicht wieder auf das rechte Bein verlagern, die linken
Zehen nach innen wenden. Den Körper im Uhrzeigersinn
drehen und den rechten Fuß, die Zehen am Boden, neben den
linken ziehen. Dabei sinkt die linke Hand herab; der Unterarm
ist gebeugt, die Handfläche weist nach unten. Die rechte Hand
in einem Bogen vor den Bauch führen, wo sie mit der linken die
Geste des Ballhaltens macht. Dann den Körper wieder auf den
linken Zehen im Uhrzeigersinn drehen und den rechten Fuß
einen Schritt vorwärts schräg nach rechts setzen zu einem
rechten Bogenschritt. Dabei die rechte Hand mit schräg
aufwärts zeigender Handfläche vor die rechte Schläfe ziehen
und die linke Hand nach vorn drücken. Die Augen ruhen auf
der linken Hand. (Abb. 248–250)

Zur Erinnerung:

Der Rumpf ist aufrecht. Das Herausdrücken muß koordiniert
sein mit dem Beugen des Beines und dem Entspannen der
Körpermitte. Der diagonale Abstand der Fersen ist etwa 30 cm.
Die schnellen Hin- und Her-Bewegungen sollten auf natürliche
Weise das Bild einer Raute ergeben, wobei die Winkel nach
Südwesten, Südosten, Nordosten und Nordwesten zeigen,
beginnt man mit Blick nach Süden.

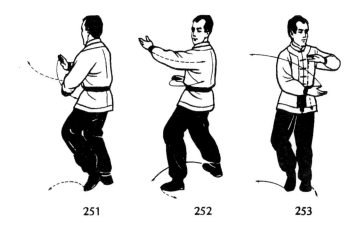

|251|252|253|

Figur 55: Hochspringen und den Pfau beim Schwanz packen

1) Das Gewicht leicht nach hinten und dann sofort wieder auf das rechte Bein verlagern. Die linke Handfläche nach oben, die rechte Handfläche nach unten wenden zur Geste des Ballhaltens vor dem Körper. Dabei den linken Fuß nach vorn neben den rechten setzen. Dann den linken Fuß einen Schritt schräg nach vorn links setzen zu einem linken Bogenschritt und die Hände trennen. Den linken Unterarm auf Schulterhöhe mit nach innen zeigender Handfläche und dem Handrücken voran nach vorn stoßen. Die rechte Hand sinkt neben die rechte Hüfte, der Ellbogen ist leicht gebeugt, die Handfläche zeigt nach unten, die Finger weisen nach vorn. Die Augen blicken auf den linken Unterarm. (Abb. 251, 252)

2) Das Gewicht leicht nach hinten verlagern. Den Körper nach links drehen und den rechten Fuß neben den linken ziehen. Dabei den linken Arm horizontal vor der Brust beugen. Die rechte Hand vor dem Körper hoch im Bogen nach links zur Geste des Ballhaltens führen. Die Augen blicken auf die linke Hand. (Abb. 253)

Der Rest wie Figur 26. (Abb. 254–262)

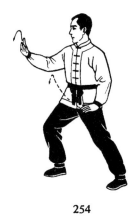

254

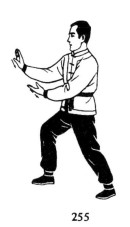

255

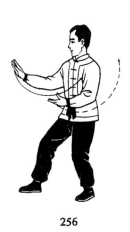

256

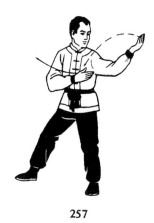

257

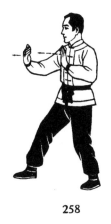

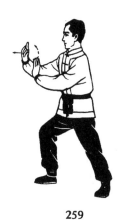

258   259

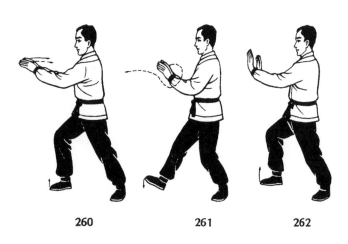

260   261   262

Figur 56: Der einfache (Peitschen-)Hieb

Wie Figur 4. (Abb. 263–267)

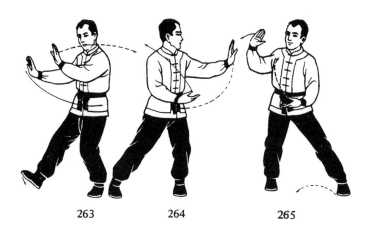

263   264   265

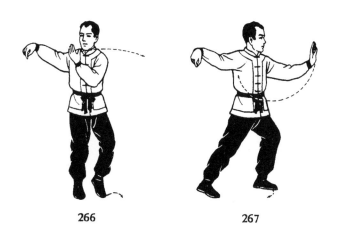

266   267

Figur 57: Die Hände wie ziehende Wolken bewegen

Wie Figur 28, die Bewegungen fünfmal wiederholen. (Abb. 268-279)

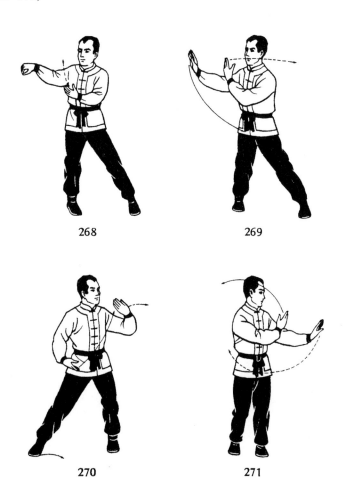

268   269

270   271

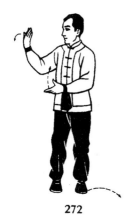

272

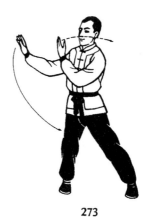

273

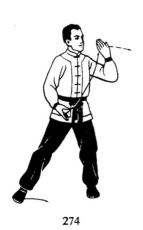

274

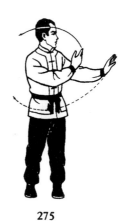

275

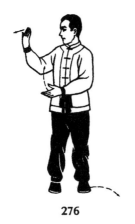

276

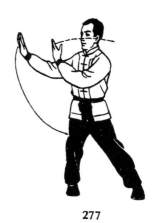

277

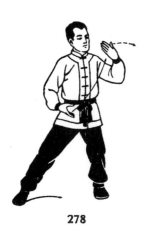

278

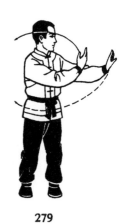

279

Figur 58: Der einfache (Peitschen–)Hieb

Wie Figur 4. (Abb. 280-282)

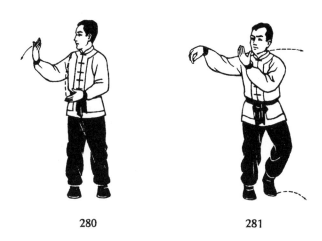

280   281

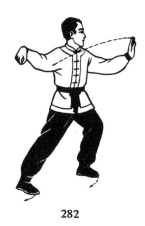

282

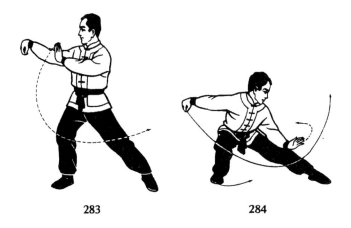

283   284

Figur 59: Nach unten gleiten

Den Rumpf nach rechts und die rechten Zehen etwas nach
außen drehen. Das Gewicht auf das rechte Bein verlagern, das
gebeugt wird, bis man eine kauernde Stellung erreicht hat. Die
linke Ferse nach außen mit den Zehen als Achse drehen und das
linke Bein zu einem geduckten Seitwärtsschritt strecken. Dabei
geht die linke Hand zur rechten Schulter hoch und gleitet mit
nach außen gewandter Handfläche entlang der Innenseite des
linken Beins nach unten. Die rechte „Haken-Hand" ist horizontal
nach rechts ausgestreckt. Die Augen blicken auf die linke Hand.
(Abb. 283, 284)

Zur Erinnerung:

Beim Niederkauern auf den linken Zehen drehen. Beide Füße
flach auf den Boden aufsetzen. Den Rumpf nicht zu weit
nach vorn beugen.

144

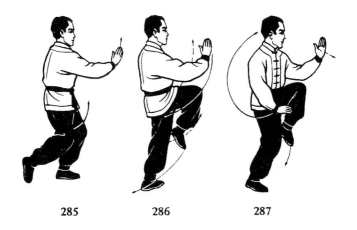

Figur 60: Goldener Hahn auf einem Bein — links und rechts

1) Die linken Zehen ein wenig nach außen drehen, das rechte Bein nach und nach strecken, den Rumpf aufrecht halten. Die rechten Zehen einwärts wenden und das linke Bein weiter nach vorn beugen, bis das Gewicht allmählich darauf verlagert ist. Dann das rechte Bein anheben, so daß man nur auf dem linken Bein steht. Dabei die rechte „Haken-Hand" öffnen und über das nach vorn angehobene rechte Bein bis auf Nasenhöhe führen. Der Ellbogen ist über dem Knie, die offene Handfläche weist nach links. Die linke Hand sinkt, die Handfläche nach unten, neben die linke Hüfte. Die Augen ruhen auf der rechten Hand. (Abb. 285, 286)

2) Den rechten Fuß, die Zehen etwas nach außen, neben und ein wenig hinter den linken ziehen. Das linke Bein anheben, so daß der Körper nur auf dem rechten Bein ruht. Dabei die linke Hand vorne bis auf Nasenhöhe bringen, der Ellbogen ist über dem Knie, die Handfläche zeigt nach rechts. Die rechte Hand sinkt, Handfläche nach unten, neben die rechte Hüfte. Die Augen blicken auf die linke Hand. (Abb. 287)

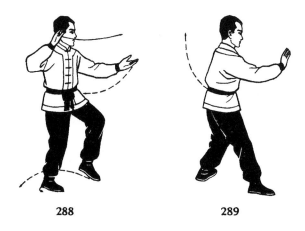

288   289

Figur 61: Die Arme zurückgleiten lassen — links und rechts

Den Rumpf leicht nach rechts drehen und die rechte Hand zurückziehen. Die Handfläche zeigt aufwärts, der Ellbogen ist gebeugt. Den Rumpf wieder etwas nach links drehen und die rechte Hand neben dem rechten Ohr nach vorn drücken, die linke Hand, Handfläche nach oben, neben die linken Rippen zurückziehen. Dabei den linken Fuß einen Schritt zurück nach links setzen und das Gewicht nach hinten verlagern. Den rechten Fuß fest mit den Zehen aufsetzen zu einem Hohlschritt. Die Augen blicken geradeaus. (Abb. 288, 289) Der Rest wie Figur 17. (Abb. 290-295)

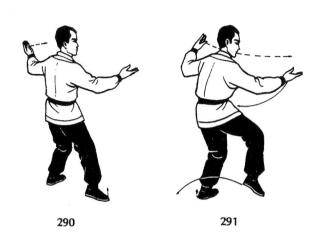

290 291

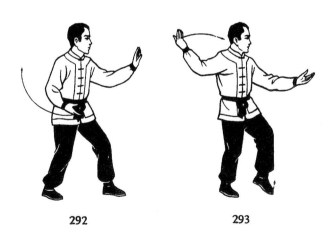

292 293

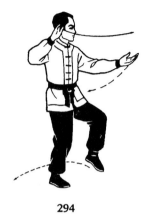

294

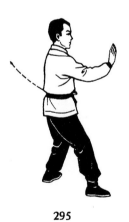

295

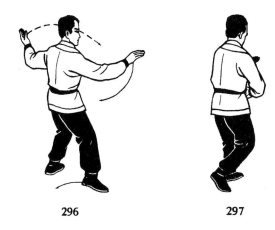

Figur 62: Indirekt fliegen, Figur 63: Die Hände heben, Figur 64:
Der weiße Kranich spreizt die Flügel, Figur 65: Das Knie streifen
und den Schritt drehen — links, Figur 66: Nadel auf dem Grund
der See, Figur 67: Die Arme schnell emporreißen, Figur 68:
Wenden, heranschleichen und zuschlagen, Figur 69: Hochspringen, parieren und zuschlagen, Figur 70: Hochspringen und den
Pfau beim Schwanz packen, Figur 71: Der einfache (Peitschen-
)Hieb, Figur 72: Die Hände wie ziehende Wolken bewegen, Figur
73: Der einfache (Peitschen-)Hieb, Figur 74: Tätscheln des Pfer-
des von oben. Die Bewegungen der Abb. 81–135. (Abb. 296–349)
wiederholen. Nur die Bewegungen der Figur 72: Die Hände wie
ziehende Wolken bewegen dreimal wiederholen, indem man nach
der Abschlußbewegung zum Ausgangspunkt zurückkehrt.

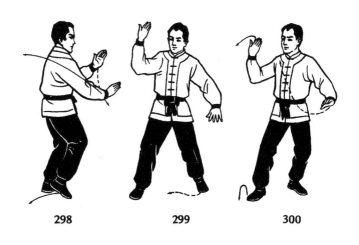

298   299   300

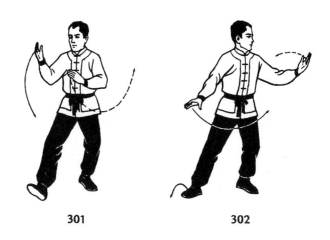

301   302

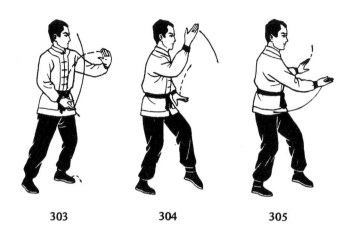

303　　　　　304　　　　　305

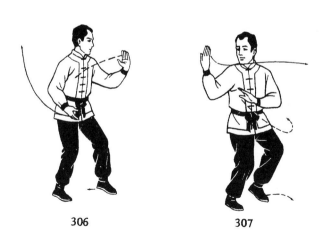

306　　　　　307

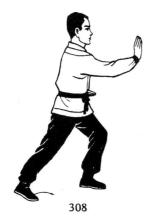

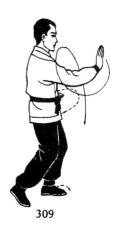

308

309

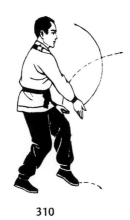

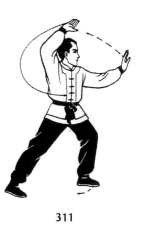

310

311

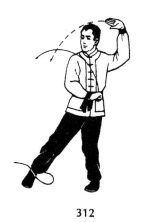

312

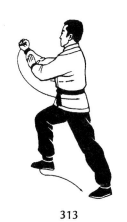

313

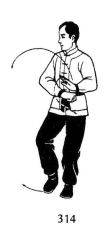

314

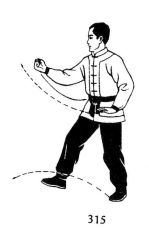

315

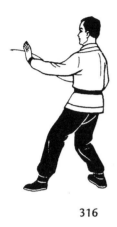

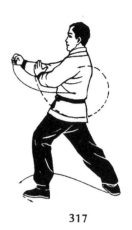

316   317

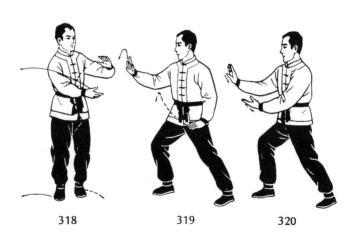

318   319   320

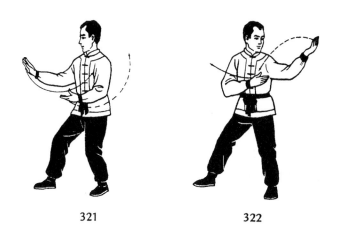

321   322

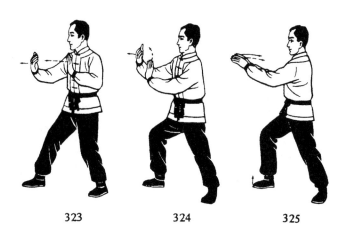

323   324   325

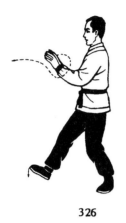

326

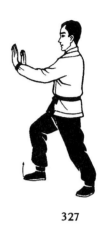

327

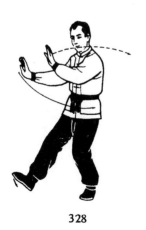

328

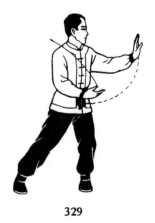

329

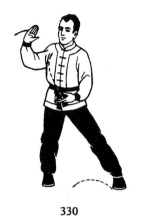

330

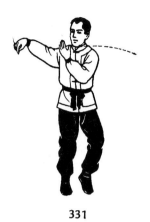

331

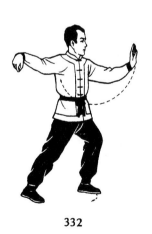

332

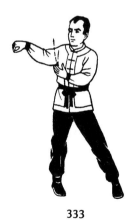

333

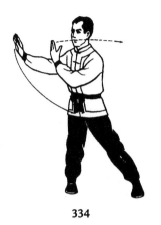

334

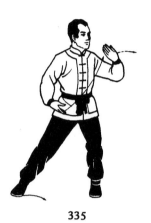

335

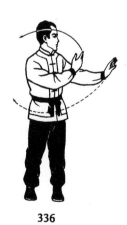

336

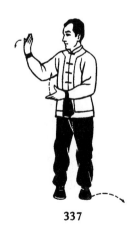

337

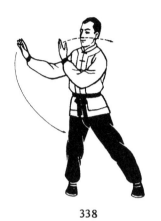

338

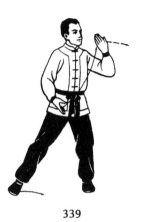

339

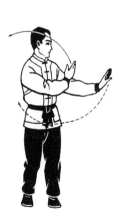

340

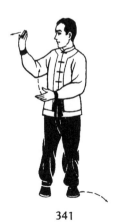

341

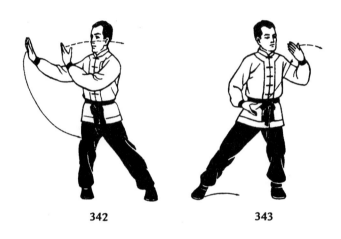

342   343

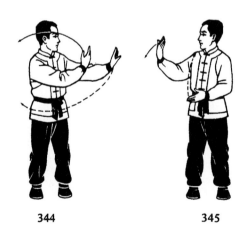

344   345

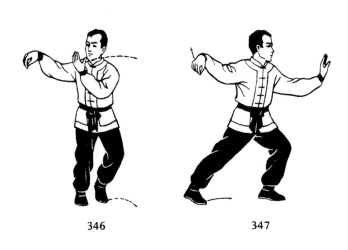

346   347

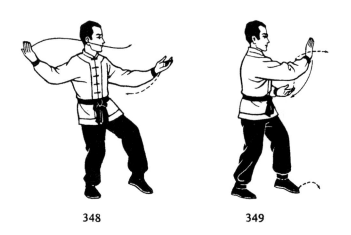

348   349

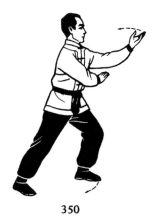

350

Figur 75: Gekreuzte Handflächen (Rücken an Rücken) — links

Die rechte Hand ein wenig herabhängen lassen, die linke oberhalb der rechten, Handfläche schräg aufwärts, auf Augenhöhe nach vorn ausstrecken. Die rechte Hand, Handfläche nach unten, unter den linken Ellbogen führen. Gleichzeitig den linken Fuß einen halben Schritt vorwärts setzen zu einem linken Bogenschritt. Die Augen blicken auf die linke Hand. (Abb. 350)

Zur Erinnerung:

Das Ausstrecken der Handfläche und das Beugen des Beines mit dem Entspannen der Körpermitte koordinieren.

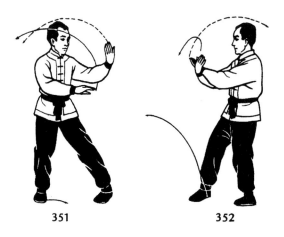

351 352

Figur 76: Drehung, Kreuzen der Hände und Tritt

Das Gewicht auf das rechte Bein verlagern, die linken Zehen nach innen wenden. Den Rumpf im Uhrzeigersinn drehen, das Gewicht auf das linke Bein zurückverlagern und erst die rechte Ferse, dann das Knie anheben. Dabei die Hände vor der Brust kreuzen — die rechte vor der linken, die Handflächen zeigen nach innen — und dann beide Arme ausstrecken. Dabei die Handflächen nach außen drehen. Mit dem rechten Fuß nach vorn treten. Die Augen blicken geradeaus. (Abb. 351–353)

Zur Erinnerung:

Steht man auf einem Bein, muß der Körper gut ausbalanciert sein. Das rechte Bein waagerecht halten. Der Tritt mit der Ferse muß genau nach vorn gehen.

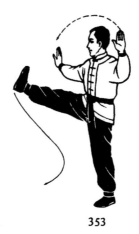

353

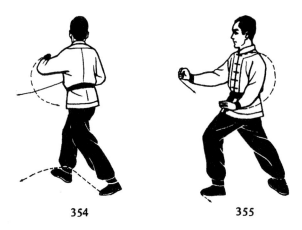

354 355

Figur 77: Das Knie streifen und zuschlagen

Den rechten Fuß, Zehen nach außen, flach auf dem Boden setzen und den Körper nach rechts drehen. Dabei sinkt die rechte Hand, zur Faust geballt, herab neben die Körpermitte mit den Knöcheln nach unten. Die linke Hand geht im Bogen aufwärts nach rechts vor die Brust, die Handfläche zeigt nach unten, die Finger weisen nach hinten. Dann den Rumpf nach links drehen und den linken Fuß einen Schritt vorwärts setzen zu einem linken Bogenschritt. Die linke Hand streicht über das linke Knie und hält neben der linken Hüfte. Die rechte Faust stößt, Knöchel nach rechts, auf Höhe der Körpermitte nach vorn. Die Augen sind geradeaus gerichtet. (Abb. 354, 355)

Zur Erinnerung:

Zum Ende der Figur ist der Rumpf wieder aufrecht, Körpermitte und Hüften sind entspannt. Der rechte Arm ist nicht ganz gestreckt.

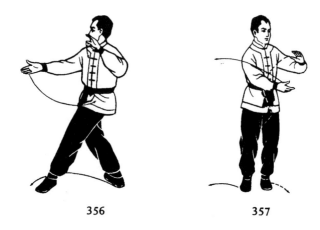

356   357

Figur 78: Hochspringen und den Pfau beim Schwanz packen

Das Gewicht leicht nach hinten verlagern, die linken Zehen nach außen wenden, den Rumpf nach links drehen. Dabei die rechte Faust öffnen, die Hand vor den Bauch ziehen und nach oben drehen. Die linke Hand geht rückwärts und aufwärts im Bogen zur Geste des Ballhaltens, bei der die linke oben ist. Gleichzeitig den rechten Fuß, Zehen am Boden oder auch nicht, neben den linken setzen. Die Augen blicken auf die linke Hand. (Abb. 356, 357) Der Rest wie Figur 26. (Abb. 358–366)

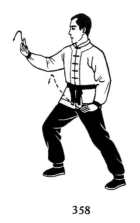

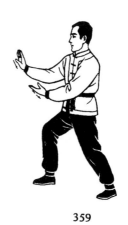

358　　　　　　359

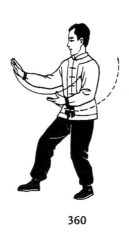

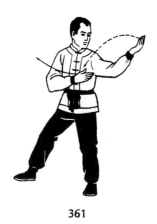

360　　　　　　361

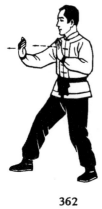

362

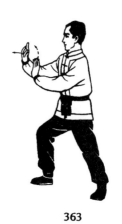

363

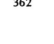
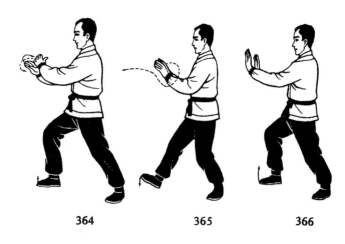

364　　　　　**365**　　　　　**366**

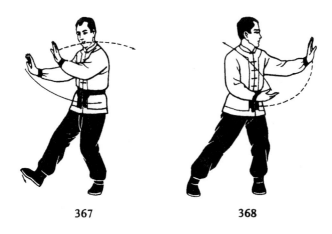

367   368

Figur 79: Der einfache (Peitschen-)Hieb

Wie Figur 4. (Abb. 367–371)

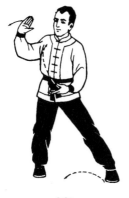

369

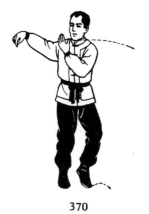

370

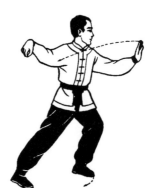

371

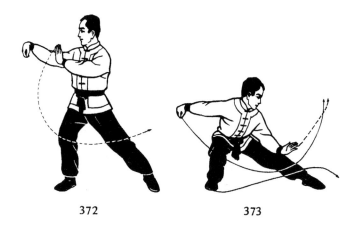

372 373

Figur 80: Nach unten gleiten

Wie Figur 59. (Abb. 372, 373)

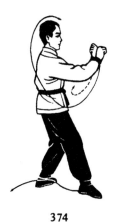

374

Figur 81: Hinaufsteigen, um 7 Sterne zu bilden

Die linken Zehen etwas nach außen wenden, das Gewicht nach und nach auf das linke Bein verlagern. Der Körper nimmt eine aufrechte Haltung ein. Den rechten Fuß, Zehen am Boden, einen halben Schritt vorwärts setzen zu einem rechten Hohlschritt. Dabei gleitet die rechte Hand abwärts und vorwärts in einem großen Bogen, bis beide Fäuste, die rechte vorn, mit den Handrücken zueinander vor der Brust gekreuzt sind. Die Augen blicken nach vorn. (Abb. 374)

Zur Erinnerung:

Werden die Fäuste gekreuzt, dann berühren sich die Handgelenke. Beide Arme sind mit entspannten Muskeln gerundet.

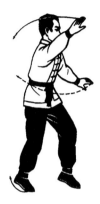

375

Figur 82: Rückzug zum Tigerberg

Den rechten Fuß zurücksetzen und beide Fäuste öffnen, die Handflächen zeigen nach unten. Die Arme ausbreiten. Die rechte Hand zieht in einem Aufwärtsbogen, Handfläche schräg nach außen, vor die rechte Schläfe, die linke sinkt links neben die Körpermitte, die Handfläche zeigt ebenfalls schräg nach außen. Das Gewicht auf das rechte Bein verlagern. Der linke Fuß berührt kaum den Boden beim linken Hohlschritt. Die Augen blicken geradeaus. (Abb. 375)

Zur Erinnerung:

Am Ende der Übung sind die Schultern auf gleicher Höhe, die Brust ist entspannt. Das linke Bein ist etwas gebeugt. Beide Handflächen werden kraftvoll nach außen gedrückt.

173

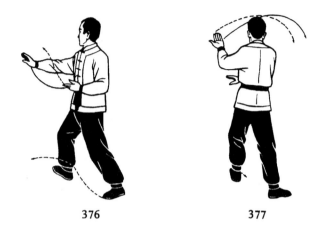

376   377

Figur 83: Drehung mit Hochschwingen des Lotos-Beines

1) Die linke Ferse, die Zehen am Boden, nach außen drehen und die rechten Zehen, die Ferse am Boden, ebenfalls (nach außen drehen). Den Körper im Uhrzeigersinn um mehr als 180 Grad drehen und den linken Fuß einen Schritt vorwärts setzen zu einem linken Bogenschritt. Dabei die linke Handfläche nach oben drehen und den Arm auf Augenhöhe über das rechte Handgelenk hinaus ausstrecken, die Finger zeigen schräg aufwärts. Die rechte Hand, Handfläche nach unten, sinkt neben den linken Ellbogen. Die Augen blicken auf die linke Hand. (Abb. 376, 377)

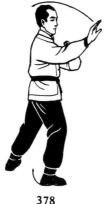 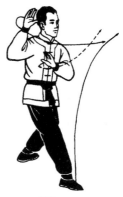

378　　　　　　　　　379

2) Das Gewicht zurückverlagern, den Körper weiter nach rechts
drehen, die linken Zehen nach innen wenden und das Gewicht
wieder auf das linke Bein verlagern. Dann das rechte Bein
anheben und den rechten Fuß von links nach rechts hoch-
schwingen. Das Bein ist natürlich gestreckt. Dabei die rechte Hand außen neben dem linken Arm emporheben, beide
Hände über den Kopf führen und von rechts nach links
schwingen, bis sie, zuerst die linke, dann die rechte Hand, auf
den Rist des rechten Fußes treffen. Die Augen sind auf beide
Hände gerichtet. (Abb. 378–380)

Zur Erinnerung:

Wenn die linke Handfläche das rechte Handgelenk kreuzt,
sollte sie nach Nordwesten zeigen. Schwingt der rechte Fuß
hoch, ist der Rumpf etwas nach vorn gelehnt, aber entspannt.
Man kann selbst entscheiden, ob die Hände den rechten Fuß
berühren oder nicht.

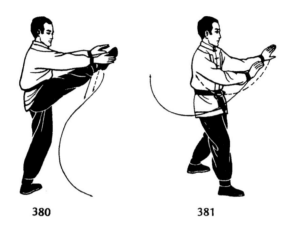

380   381

Figur 84: Der Bogenschütze schießt den Tiger

Den rechten Fuß etwas nach rechts versetzen. Beide Hände am Körper vorbei nach rechts schwingen und zu Fäusten ballen. Die rechte Faust geht nach oben vor und neben die rechte Schläfe, die Knöchel zeigen in Richtung Kopf. Die linke Faust vor dem Gesicht vorbeiführen und auf Nasenhöhe nach links vorstrecken, die Knöchel zeigen schräg nach hinten. Dabei das rechte Bein zu einem rechten Bogenschritt beugen. Die Augen ruhen auf der linken Faust. (Abb. 381–383)

Zur Erinnerung:

Wenn beide Hände zurückschwingen, Rumpf und Kopf in gleicher Richtung drehen. Die Augen blicken erst auf die rechte, dann auf die linke Faust. Zum Schluß ist der Körper aufrecht, beide Arme sind gerundet. Beginnt man nach Süden hin, geht der Bogenschritt nach Südosten, die linke Faust stößt in Richtung Nordosten.

176

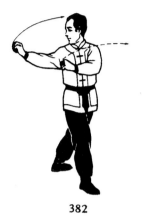

382

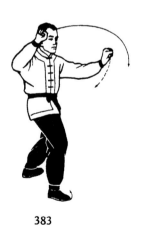

383

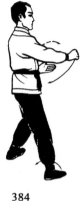
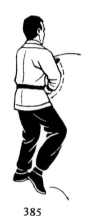

384   385

Figur 85: Hochspringen, parieren und zuschlagen

1) Die rechten Zehen nach innen wenden, den Körper nach
rechts drehen und das Gewicht auf das linke Bein verlagern.
Die linken Zehen nach außen wenden und den rechten Fuß
neben den linken ziehen. Gleichzeitig die rechte Faust nach
links neben die linken Rippen schwingen, die Knöchel zeigen
nach oben. Die linke Faust öffnen, die Handfläche nach oben
drehen und in einer Kreisbewegung auf die linke Seite zurückziehen. Die Handfläche vor der Brust nach unten drehen.
(Abb. 384, 385)

2) Der Rest wie Abb. 47-49. (Abb. 386-388)

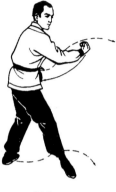

386

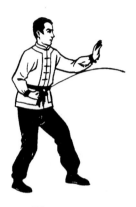

387

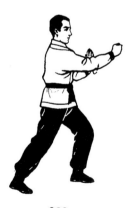

388

Figur 86: Die Reihen sichtbar schließen und Figur 87: Die Hände kreuzen

Wie Abb. 50-57. (Abb. 389-396)

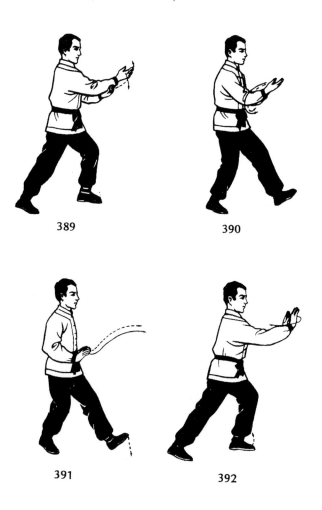

389

390

391

392

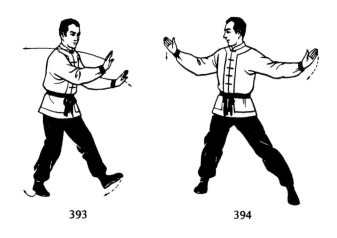

393   394

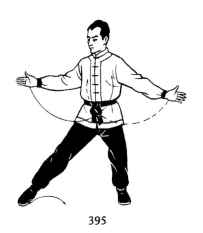

395

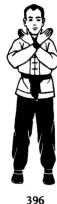
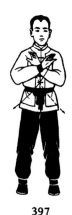

396 397

Figur 88: Schlußfigur

Beide Handflächen nach außen drehen und nach unten strecken. Sie kommen allmählich an der Außenseite der Beine zur Ruhe. Den Körper entspannen, die Augen genau nach vorn richten. Dann den linken Fuß zum Stillstand neben den rechten setzen. (Abb. 397–400)

Zur Erinnerung:

Gehen beide Hände nach unten, sollte langsam geatmet werden. Geht die Atmung wieder normal, wird der linke Fuß zurückgezogen. Zum Abschluß der Übung einen Spaziergang machen, gemächlich, und sich nicht sofort in lebhafte Aktivitäten stürzen.

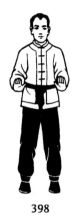

398

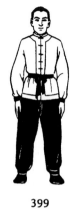

399

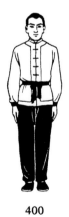

400

III. Diagramm der Fußstellungen beim Taijiquan (88 Figuren)

1. Der ganze Ablauf beruht auf zahlreichen Vor- und Rückwärtsbewegungen entlang einer geraden Linie, die in der Darstellung nur angedeutet werden können.

2. Die Figuren, die auf der Stelle treten, sind nah beieinander gruppiert.

3. Die Figuren sind so numeriert, daß das Kopfende der Zahl die Rückseite des Übenden, das Fußende aber seine Vorderseite repräsentiert.

4. Die ganze Übung umfaßt 88 Figuren, von denen einige mehr als einmal wiederholt werden müssen, so „Den Unterarm zurückgleiten lassen", „Die Hände wie ziehende Wolken bewegen", „Die Mähne des Wildpferdes teilen" usw. Diese sind mit getrennt bezeichneten Wiederholungen angegeben.

   Um den richtigen Anschluß zu bekommen, kann der Übende wählen, ob er die Figur „Die Hände wie ziehende Wolken bewegen" zweimal oder viermal wiederholt. Im allgemeinen wird die Figur 28 viermal, die Figur 57 viermal und die Figur 72 zweimal wiederholt.

5. Dem Übenden wird geraten, nach Süden hin zu beginnen. Für die Beschreibungen gilt grundsätzlich, daß das Gesicht nach vorn, die Rückseite nach hinten, die linke Hand nach links und die rechte Hand nach rechts weisen. Endet eine Figur in schräger Richtung, ist das angezeigt mit 45 Grad Südost, 45 Grad Nordwest usw.

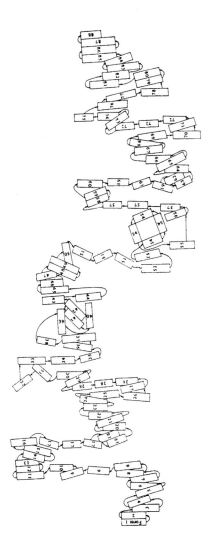

Kapitel 3:
Die Handstöße beim Taijiquan

Hier handelt es sich weniger um einen Wettkampf, als um eine Taijiquan-Übung zu zweit. Es gibt zwei Formen, die gleichbleibende und veränderliche. Die Übung, kombiniert mit Einzeltraining, dient der Taijiquan-Technik und hilft die Beweglichkeit und Reaktion zu verbessern. Anfänger können die Zweier-Übung zusammen mit dem Einzeltraining praktizieren und so ihre Fertigkeiten in beiden Arten ausbilden. Die Übung hat mehr zu tun mit Gesundheitsvorsorge als mit Wettkampf.

Anfänger sollten mit einhändigen Übungen beginnen und erst dann zu den veränderlichen und gleichbleibenden Handstößen wechseln. Man sollte von den einfachen zu den komplizierteren Figuren übergehen und wissen, daß es einen schnellen Erfolg ohne solide Grundlage nicht gibt. Die Bewegungen müssen gleichmäßig und geschmeidig sein, die Arme dürfen niemals erstarren. Es sollte weder zu Unterbrechungen noch zu Kollisionen kommen, die Bewegungen sollen wie aus einem Guß sein.

Hinweise:

1) Um die Positionen und Richtungen einer Bewegung klar und eindeutig zu machen, sind die Positionen der Partner in den Abbildungen nicht verändert (außer bei den veränderlichen Formen).

2) Die Bewegungen von A sind mit unterbrochenen, die von B mit durchgezogenen Linien dargestellt.

3) Beim Üben der veränderlichen Formen sollte der Anfänger zunächst eine Seite beherrschen, bevor er zur anderen übergeht. Nach gewisser Zeit werden die Partner nach Belieben „zusammengehen", ohne daß es bei den Vorwärts- oder Rückwärtsbewegungen zu Unterbrechungen kommt.

I. Grundlegendes Training

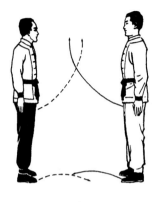

1

I. Haltung vor der Eröffnung

Die beiden Partner stehen sich aufrecht und entspannt gegenüber. Ihr Abstand beträgt zwei Armlängen, so daß ihre Fäuste sich gerade berühren können. (Abb. 1)

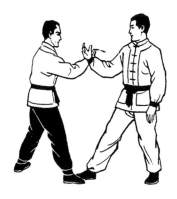

2

Der Anfang: Beide drehen sich etwas nach links und machen
mit dem rechten Fuß einen Schritt vorwärts, so daß die Innensei-
ten ihrer Füße sich im Abstand von etwa 10–20 cm gegenüberste-
hen. Beide heben den rechten Arm, beugen ihn leicht und kreuzen
die Handgelenke mit den Handrücken zueinander („Kontakt").
Die linke Hand hängt natürlich herab, das Körpergewicht ruht
auf beiden Beinen. (Abb. 2)

Zur Erinnerung:

Die Arme sind beim Kontakt etwas gestrafft, doch weder zu
stark noch zu schwach.

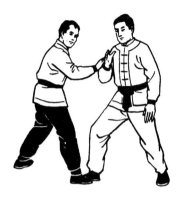

3

II. Übung mit einer Hand

1) A dreht seine rechte Handfläche in Richtung B, drückt dessen Handgelenk zurück, beugt das rechte Bein, um das Gewicht etwas nach vorn zu verlagern, und drückt mit seiner rechten Hand die rechte Hand von B auf dessen Brust. (Abb. 3)

   B antwortet mit angemessener Kraft, weder zu nachgiebig noch zu starr. Er zieht seine rechte Hand zurück, beugt das linke Bein etwas und verlagert das Gewicht nach hinten. Dann dreht er den Rumpf nach rechts und wehrt die rechte Hand von A mit seiner rechten Handfläche ab. (Abb. 4)

2) Nach dieser Abwehr stößt B sofort die rechte Handfläche auf A's Handgelenk und drückt es an der rechten Seite nach unten. (Abb. 5)

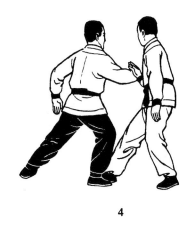

4

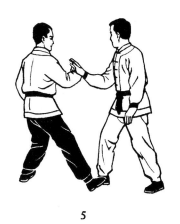

5

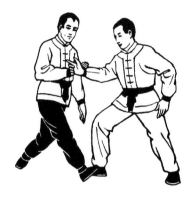

6

A antwortet auf gleiche Weise. Er zieht seinen rechten Arm
zurück, beugt das linke Bein, um das Gewicht nach hinten zu
verlagern, und dreht den Rumpf, um B's rechte Hand abzuweh-
ren. (Abb. 6) A und B setzen dies abwechselnd fort. Ihre Hände
beschreiben einen horizontalen Kreis.

Hinweis:

Wenn A in Richtung B stößt, sollte B den Zusammenprall
durch eine Drehung der Taille ablenken. Umgekehrt sollte A
ebenso verfahren.

Zur Erinnerung:

Beim Vorwärtsstoßen den Rumpf nicht zu weit vorlehnen,
beim Abwehren die Körpermitte mit eingezogenen Hüften
drehen, doch niemals zurücklehnen, wenn das Gewicht nach
hinten verlagert ist. Die Arme beider Partner sind abwechselnd gebeugt oder gestreckt, aber immer ein wenig gestrafft.
Ihr Kontakt ist weder weich noch hart und ohne Unterbrechung, als würden ihre Handgelenke aneinanderhaften oder
umeinanderwirbeln wie Welle und Lager. Die linken Hände

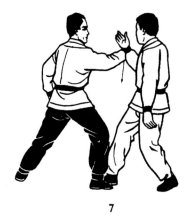

7

sollten beweglich sein, um das Ausbalancieren zu unterstützen.

3) Beide Partner beginnen wieder wie in Abb. 2. Aber A wendet
jetzt die offene rechte Hand nach vorn und aufwärts und
trifft, aufs Gesicht zielend, B am Handgelenk. A beugt das
rechte Bein vor und verlagert das Gewicht nach vorn. B strafft
den rechten Arm und hebt ihn gegen A's Angriff, beugt aber
leicht das linke Bein und verlagert das Gewicht nach hinten.
Er dreht den Rumpf nach rechts und lenkt A's rechte Hand
an seiner rechten Schläfe ab. (Abb. 7)

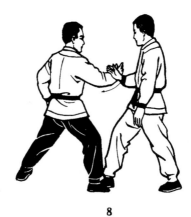

8

4) B dreht seine rechte Handfläche gleichmäßig nach unten und stößt nach vorn gegen A's rechte Rippen. A antwortet mit der rechten Hand, doch zieht er sie vor B's Kraft zurück, beugt das linke Bein, dreht den Rumpf nach rechts und verlagert das Gewicht nach hinten. Dabei wehrt er B's rechte Hand mit seiner rechten ab. (Abb. 8, 9)

5) A's rechte Hand stößt gegen B's Gesicht. B dreht den Rumpf etwas nach rechts, lenkt mit der rechten Hand A's rechte Hand an seiner rechten Schläfe ab und stößt im Gegenzug sofort gegen A's Gesicht. A wendet sich zur Abwehr von B's rechtem Arm nach rechts und dreht die Handfläche nach vorn und unten gegen B's rechte Rippen. (Abb. 10-12)

Diese Bewegungen können beliebig lange fortgesetzt werden. Die Hände bewegen sich in vertikalen Kreisen. Die Fuß- und Handbewegungen sollten mal mit rechts und mal mit links gemacht werden.

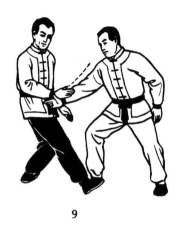

9

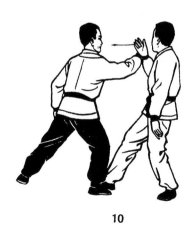

10

197

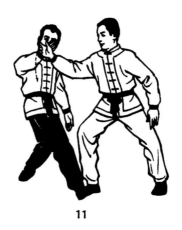

11

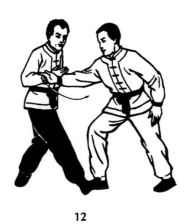

12

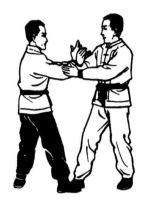

13

III. Horizontale Kreisbewegung mit beiden Händen

1) Beim Kontakt mit den rechten Händen legt jeder seine linke
Handfläche auf den rechten Ellbogen des anderen. (Abb. 13)

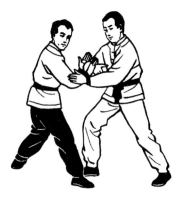

14

2) A drückt mit seiner rechten Handfläche B's rechtes Handgelenk zurück und nach unten. Die linke Hand von A stößt B's rechten Ellbogen in die gleiche Richtung gegen B's Brust. („Preßdruck") (Abb. 14-15)

B's rechter Arm hält A's Stoß auf, während die linke Hand A's rechten Ellbogen nach und nach fortdrückt. Dabei beugt B sein linkes Bein und verlagert das Gewicht nach hinten. Mit etwas eingezogener Brust dreht B seinen Körper nach rechts und lenkt A's Stoß nach rechts ab. („Ablenkung") (Abb. 16)

3) Nach der Ablenkung wendet B sofort seine rechte Handfläche und legt sie auf A's rechtes Handgelenk. Dann stößt er beiden Hände nach vorn und unten, gerade wie A zuvor bei ihm. (Abb. 17, 18) A lenkt B's Preßdruck ab, wie B A's. (Vgl. Abb. 13-18) Dies kann beliebig lange fortgesetzt werden.

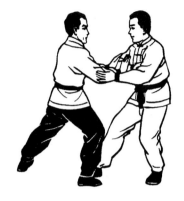

15

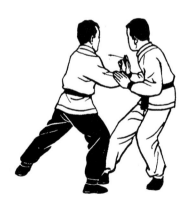

16

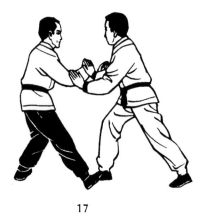

17

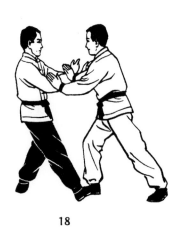

18

II. Gleichbleibende Handstöße

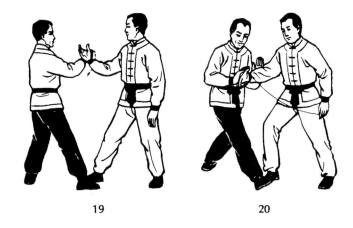

19   20

Die Eröffnungshaltung ist wie in Abb. 2.

1) *Abwehr*: A und B gehen in Kontakt. Beide haben die rechte
    Hand etwas gestrafft. (Abb. 19)

2) *Ausweichen*: A wendet die rechte Handfläche gegen B's rech-
    tes Handgelenk und weicht etwas zurück, während er seine
    linke Hand auf B's rechten Ellbogen legt. Auf B's Gegenwehr
    hin beugt er das linke Bein, zieht die Hüfte ein und dreht die
    Körpermitte nach rechts. Jetzt kann A mit beiden Händen B's
    rechten Arm nach rechts beiseite schieben. (Abb. 20)

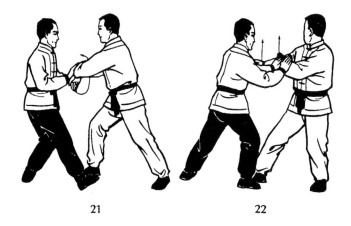

21   22

3) *Stoßen*: Während A sich zurückzieht und sich dreht, beugt B sein rechtes Bein etwas nach vorn und verlagert das Gewicht ein wenig vorwärts. Gleichzeitig drückt er, die linke Handfläche auf der Innenseite des rechten Arms, den rechten Unterarm nach vorn gegen A's Brust. (Abb. 21)

4) *Drücken*: Auf den Druck von B hin beugt A das linke Bein, zieht die Brust ein und dreht die Körpermitte mit eingezogener Hüfte nach links. Gleichzeitig drücken beide Hände B's rechten Arm nach links unten. Nun legt A seine rechte Hand auf B's linken Ellbogen und seine linke Hand auf B's linkes Handgelenk. Beide Hände drücken, die Handflächen nach unten, vorwärts. (Abb. 22)

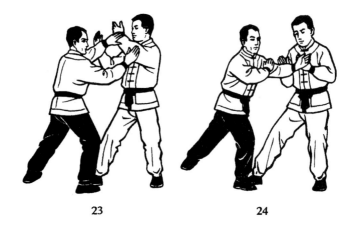

23   24

5) B antwortet auf A's Druck mit Kraft. Er dreht die Rückseite
   seiner linken Hand gegen A's linke Handfläche und legt seine
   rechte Hand, die von rechts nach oben geht, auf A's linken
   Ellbogen. Dabei beugt er sein linkes Bein, verlagert das Gewicht nach hinten und dreht nach links. Sein linker Arm hält
   A's Druck stand, seine beiden Hände gehen nach links oben
   und schieben A's linken Arm beiseite. (Abb. 23)

6) Während B A's Angriff ablenkt, löst A seine rechte Hand von
   B's linkem Ellbogen und legt sie auf die Innenseite seines
   eigenen linken Ellbogens. Er rundet beide Arme und stößt sie
   nach vorn gegen B's Brust. (Abb. 24, 25)

7) B zieht, wegen des Stoßes von A, die Brust ein, dreht in der
   Körpermitte ab, zieht die Hüften zurück und beginnt zu
   drücken. (Abb. 26, 27)

8) Den vorwärts drückenden B hält A mit dem rechten Arm auf.
   Er hebt seine linke Hand und legt sie auf B's rechten Ellbogen,
   sein Körper dreht nach rechts. (Abb. 28)

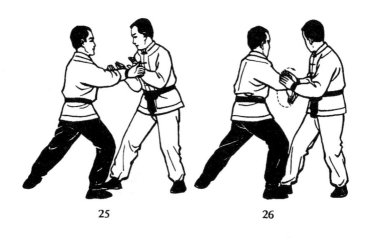

25　　　　　　26

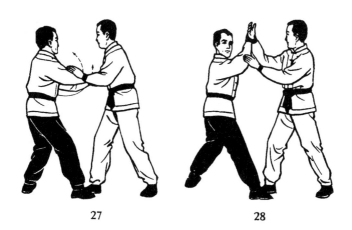

27　　　　　　28

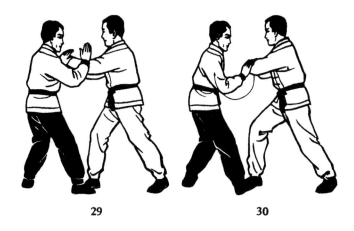

29   **30**

9) *Wechseln der Hände*: Während B in Richtung A's Brust stößt
(vgl. Abb. 21), nimmt A nicht die Position des Drückens ein,
sondern ergreift B's linke Hand mit seiner linken und lenkt
B's linken Ellbogen mit seiner rechten Hand ab. Er dreht
etwas nach links und befindet sich nach dem Ablenken neben
B's linkem Arm. (Abb. 29)

B muß, wenn sein linker Arm von A zur Seite gelenkt ist, sich
schnell darauf einstellen, mit dem linken Arm zu stoßen,
während sein rechtes Bein noch vorgebeugt ist. (Abb. 30) Hat
A B's Stoß abgewehrt und mit dem Drücken begonnen, legt
B seinen linken Arm, der von der linken Seite nach oben
kommt, auf A's rechten Ellbogen. Er geht etwas zurück, um
A's rechten Arm beiseite zu schieben. A wechselt augenblick-
lich zum Drücken über. (Abb. 31)

Der Ablauf: A lenkt ab — B stößt; B stößt — A drückt; A
drückt — B wehrt ab; dann wechselt B über zum Ablenken
— A zum Drücken; A lenkt ab — B wechselt zum Drücken;
B drückt — A wehrt ab und wechselt zum Ablenken. Das
kann beliebig oft wiederholt werden.

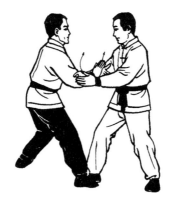

31

III. Veränderliche Handstöße

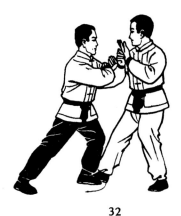

32

I) Drei Schritte vorwärts, zwei zurück

Die Haltung zu Beginn ist fast wie die bei den gleichbleibenden Handstößen, nur beim Kontakt stellt A seinen linken Fuß nach vorn, B seinen rechten. B's rechter Fuß steht außen neben A's linkem, so, als würden beide sich im Gehen befinden. Sie kreuzen ihre linken Hände und legen ihre rechte Hand auf den linken Ellbogen des anderen. A beginnt mit dem linken Arm zu stoßen, B ist bereit zu drücken. (Abb. 32)

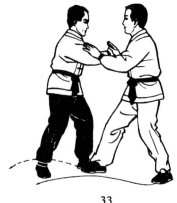

33

1) B macht einen Schritt und stellt den rechten Fuß innen neben A's linken. Seine Hände drücken A's rechten Arm. (Abb. 33)

2) A setzt den linken Fuß einen Schritt zurück. Seine rechte Hand ergreift B's rechte Hand über seinem linken Ellbogen. Gleichzeitig geht seine linke Hand nach links auf B's rechten Ellbogen, um ihn abzulenken. B macht auf A's Ablenken hin einen weiteren (den zweiten) Schritt nach vorn. Sein linker Fuß ist jetzt außen neben A's rechtem, und er ist bereit zu stoßen. (Abb. 34)

3) A weicht mit dem rechten Fuß einen weiteren (den zweiten) Schritt zurück. Seine Hände lenken B's rechten Arm nach rechts ab, sein Körper dreht sich. B reagiert auf A's Abwehr mit einem weiteren (dem dritten) Schritt nach vorn, sein rechter Fuß steht innen neben A's linkem. Er beugt sein rechtes Bein nach vorn und stößt beide Arme nach vorn. A beugt leicht sein rechtes Bein, verlagert sein Gewicht nach hinten und beginnt mit eingezogenen Hüften zu drücken. (Abb. 35, 36)

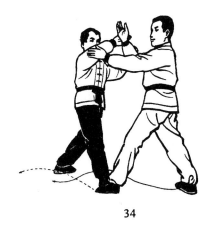

34

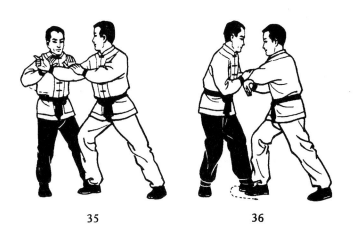

35   36

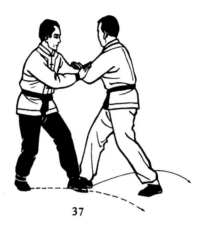

37

4) A nutzt B's Stoß aus, indem er sich leicht in der Taille nach links dreht und seinen linken Fuß neben B's rechten nach innen stellt (A's erster Schritt vorwärts). Seine Hände drücken nach vorn. (Abb. 37)

5) B weicht mit dem rechten Fuß schnell zurück, befreit seine rechte Hand und legt sie auf A's rechten Ellbogen, um ihn zurückzuschieben. Währenddessen macht A mit dem rechten Fuß einen weiteren (den zweiten) Schritt vorwärts nach außen neben B's linken. Er nutzt dabei die Kraft von B's Schieben aus. (Abb. 38)

6) B schiebt A's linken Arm und zieht seinen linken Fuß zurück. A geht mit dem linken Fuß sofort einen Schritt vorwärts, nach innen neben B's rechten, und stößt, während B zu drücken beginnt (wie in Abb. 32). (Abb. 39)

Bei dieser Übungsfigur macht jeder drei Schritte vorwärts und zwei zurück. Der nach vorne geht, wechselt vom Drücken zum Stoßen, der Zurückweichende vom Abwehren zum Zurückschieben. Die Partner sollten sich ein wenig anstrengen in der Bewegung, dicht aneinander agieren und in einem fort.

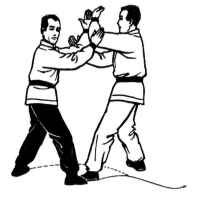

38

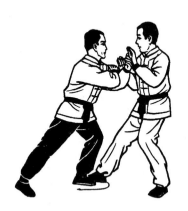

39

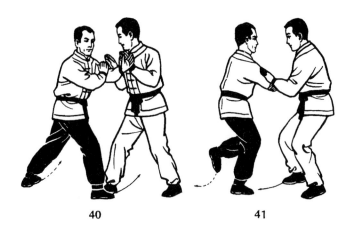

II. Drei Schritte vorwärts, drei zurück

Die Haltung zu Beginn ist wie bei den gleichbleibenden Handstößen. Der Ablauf ist dem eben beschriebenen (drei Schritte
vorwärts, zwei zurück) fast gleich. Nur gibt es einen Rückwärts-
schritt mehr, und beide haben zu Beginn den rechten Fuß vorn.

Die Fußarbeit: Beim Kontakt macht der Vorrückende mit dem
rechten Fuß einen Schritt nach vorn, der Zurückweichende mit
dem linken Fuß einen Schritt zurück. So entsteht Platz für die
jeweils drei Schritte vor und zurück.

1) Beide gehen mit dem rechten Fuß nach vorn. A stößt den
    linken Arm in Richtung B's Brust. Seine rechte Hand liegt zur
    Unterstützung an der Innenseite seines linken Ellbogens, das
    rechte Bein ist nach vorn gebeugt. B zieht Hüften und Brust
    ein und beginnt zu drücken, während er den rechten Fuß ein
    wenig nach vorn verlagert, und A einen Schritt mit dem
    linken Fuß zurückweicht (bei beiden der erste Schritt). Dann
    setzt B wieder den linken Fuß vor, A weicht mit dem rechten
    zurück (der jeweils zweite Schritt). Die Armbewegungen sind

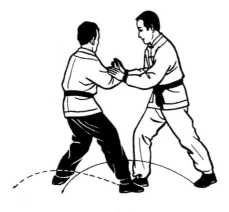

42

wie bei der vorigen Übung. Danach rückt B wieder den rechten Fuß vor, A weicht wieder mit dem linken zurück (der jeweils dritte Schritt). Der Ablauf ist, kurz gesagt, folgender: A geht vom Stoßen über das Abwehren und Beiseitelenken zum Drücken, und B's Arme wechseln vom Drücken zum Stoßen. (Abb. 40–44)

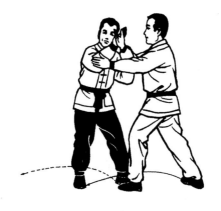

43

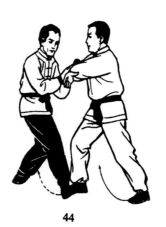

44

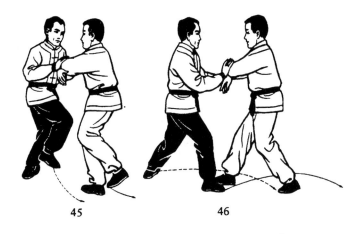

45　　　　　　　　46

2) Nun rückt A vor und B weicht zurück, gerade umgekehrt wie
eben, nur: A rückt mit dem rechten Fuß vor, B weicht mit
dem linken zurück. (Abb. 45–48)

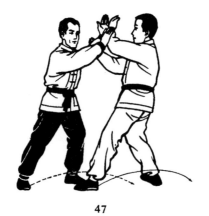

47

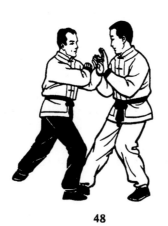

48

220

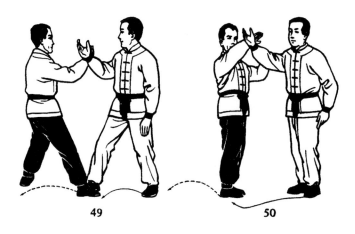

49   50

III. *Veränderliches Beiseiteschieben*

Die Haltungen vor und während der Eröffnung sind wie in 1,2. (Abb. 49)

1) A wendet seine rechte Handfläche und greift leicht um B's rechtes Handgelenk. Sein linkes Handgelenk legt er auf B's rechten Ellbogen. Gleichzeitig dreht er seine linke Ferse auf den Zehen nach außen, setzt den rechten Fuß einen halben Schritt zurück neben den linken, dreht den Körper halb nach rechts und beginnt das Beiseiteschieben. B macht einen halben Schritt nach vorn, stellt den linken Fuß neben den rechten und verlagert das Gewicht etwas nach vorn. (Abb. 50)

Eine andere Möglichkeit: B setzt den rechten Fuß einen halben Schritt vorwärts, wenn A mit dem Beiseiteschieben beginnt.

221

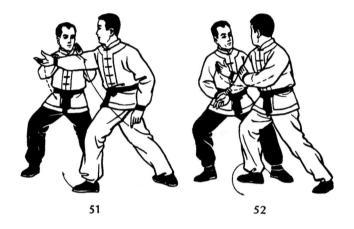

51   52

2) In diesem Moment wendet A seinen Körper nach rechts und weicht einen Schritt mit dem rechten Fuß zurück. Gleichzeitig schieben seine Hände B's rechten Arm zur Seite. B muß einen langen Schritt vorwärts machen mit dem linken Fuß. Sein Körper gerät beinahe aus dem Gleichgewicht. (Abb. 51)

3) Während A weiter beiseiteschiebt, setzt B den rechten Fuß wieder einen Schritt nach vorn an die Innenseite von A's linkem Fuß und verlagert sein Gewicht etwas nach vorn aufs rechte Bein. Seine linke Hand befindet sich an der Innenseite des rechten Arms, seine Schulter sind gegen A's Brust gelehnt. (Abb. 52)

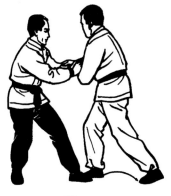

53

4) A schwingt, auf B's Stoß hin, den linken Ellbogen nach außen und wendet den Körper etwas nach rechts, um B abzuschütteln. Dann zieht er die Brust ein, dreht in der Taille nach links, um das Gewicht aufs rechte Bein zu verlagern. Er geht mit der Hand vom Zurückschieben zum Drücken über (die linke Hand drückt B's linke Hand nach unten, die rechte drückt auf B's linken Ellbogen), sein linker Fuß macht einen schnellen Schritt vorwärts an die Innenseite von B's rechtem Fuß. (Abb. 53)

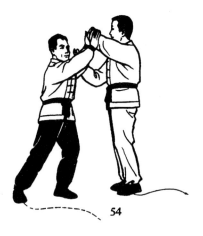

54

5) Als Antwort auf A's Drücken schiebt B den Handrücken seiner linken an dessen linke Hand, macht seine rechte Hand frei und legt sie auf A's linken Ellbogen. Gleichzeitig weicht sein rechter Fuß einen halben Schritt zurück neben den linken, sein Körper wendet sich etwas nach links und so kommt er vom Vorlehnen zum Beiseiteschieben. A behält den rechten Fuß vorn und beugt das linke Bein etwas nach vorn. So verlagert er sein Gewicht ein wenig nach vorn. (Abb. 54)

6) B wendet seinen Körper nach links, geht mit seinem linken Fuß einen Schritt schräg nach links zurück und fährt mit dem Beiseiteschieben fort (die linke Hand gegen A's linkes Handgelenk, die rechte Hand gegen A's linken Ellbogen). A reagiert darauf mit einem langen Schritt nach vorn mit dem rechten Fuß. Dadurch verlagert er das Gewicht etwas nach vorn auf das rechte Bein. (Abb. 55)

7) A setzt den linken Fuß wieder nach vorn an die Innenseite von B's rechtem und verlagert sein Gewicht nach vorn auf das linke Bein. Gleichzeitig legt er seine rechte Hand zur Unterstützung auf die Innenseite des linken Arms und lehnt sich mit der Schulter gegen B's Brust. (Abb. 56)

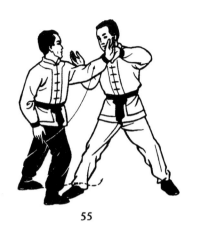

55

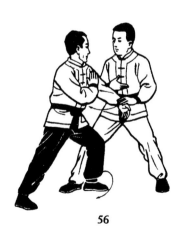

56

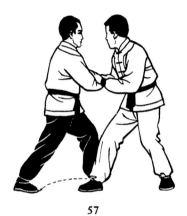

57

A und B machen, wie oben beschrieben, Körperdrehungen, um vorzurücken oder zurückzuweichen. B kann aber auch den rechten Fuß vorsetzen und mit dem Stoßen beginnen, während A zurückweicht zum Beiseiteschieben. (Abb. 57, 58) Das kann Runde um Runde und beliebig lange fortgeführt werden.

Handwechsel beim veränderlichen Beiseiteschieben: A lenkt, um aus seiner defensiven Haltung herauszukommen, die sich an ihn lehnende Schulter von B durch eine Drehung des linken Ellbogens im Uhrzeigersinn ab und greift mit seiner rechten Hand schnell nach B's Gesicht ("Handflächenblitz"). Daraufhin hebt B seine rechte Hand, ergreift A's rechte am Handgelenk und legt sein linkes Handgelenk auf A's rechten Ellbogen. Gleichzeitig dreht er nach rechts, zieht seinen rechten Fuß neben den linken und beginnt mit beiden Händen A's Angriff abzulenken. Daraufhin macht A einen Schritt vorwärts mit dem rechten Fuß, verlagert sein Gewicht nach vorn und stoppt vor B's Füßen. (Abb. 59-61)

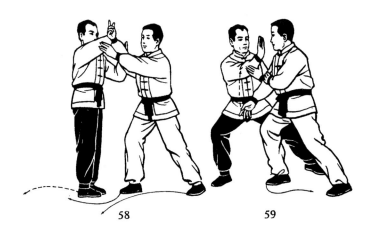

58   59

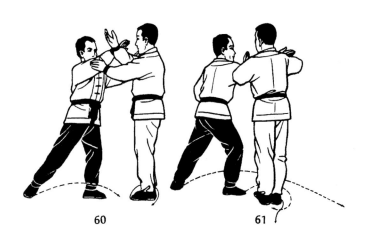

60   61

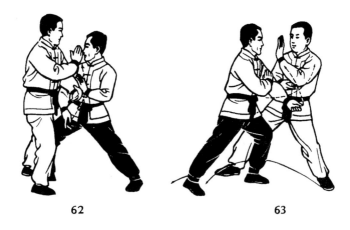

62   63

8) B dreht geschmeidig sich nach rechts und setzt den rechten Fuß einen Schritt zurück. Seine Hände fahren fort mit dem Beiseiteschieben. Nachdem B ihn so hat ins Leere stoßen lassen, setzt A den linken Fuß einen großen Schritt nach vorn, verlagert sein Gewicht nach vorn und setzt seinen rechten Fuß einen Schritt vor an der Innenseite neben B's linkem Fuß. Gleichzeitig legt er seine linke Hand an die Innenseite des rechten Ellbogens, beide Arme stoßen gegen B's Brust. (Abb. 62)

Der Ablauf ist ähnlich der vorherigen Übung des veränderlichen Beiseiteschiebens, nur schiebt bei der vorigen Übung A B's rechten Arm beiseite und B A's linken Arm und die Partner wechseln durch einen schnellen Schritt vom Beiseiteschieben zum Drücken. In Übung 8 schiebt jeder den rechten Arm des anderen beiseite und wechselt die Rolle durch Greifen mit der rechten Hand.

Wenn B mit der linken Hand nach A's Gesicht greift, muß A B's linken Arm mit seiner linken Hand ergreifen, nach links drehen und mit dem Beiseiteschieben beginnen. Gleichzeitig rückt B mit seinem linken Arm gegen A's Brust vor. Dann können beiden mit der linken Hand greifen, die dann jeweils vom linken Arm des anderen beiseitegeschoben wird. (Abb. 63–66)

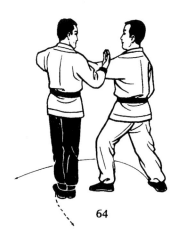

64

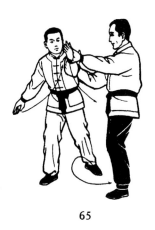

65

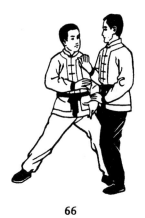

66